常见病针药结合治疗

李丽霞 祝维峰 黄应杰 主编

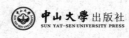

中山大学出版社
SUN YAT-SEN UNIVERSITY PRESS

·广州·

图书在版编目（CIP）数据

常见病针药结合治疗/李丽霞，祝维峰，黄应杰主编．—广州：中山大学出版社，2020.6
ISBN 978 - 7 - 306 - 06735 - 7

Ⅰ．①常…　Ⅱ．①李…②祝…③黄…　Ⅲ．①常见病—针灸疗法②常见病—中药疗法　Ⅳ．①R245②R243

中国版本图书馆 CIP 数据核字（2019）第 229734 号

出 版 人：王天琪
策划编辑：鲁佳慧
责任编辑：鲁佳慧
封面设计：刘　犇
责任校对：谢贞静
责任技编：何雅涛
出版发行：中山大学出版社
电　　话：编辑部 020 - 84111996，84113349，84111997，84110779
　　　　　发行部 020 - 84111998，84111981，84111160
地　　址：广州市新港西路 135 号
邮　　编：510275　　　　传　真：020 - 84036565
网　　址：http://www.zsup.com.cn　E-mail:zdcbs@mail.sysu.edu.cn
印 刷 者：广州一龙印刷有限公司
规　　格：787mm×1092mm　1/16　16.75 印张　300 千字
版次印次：2020 年 6 月第 1 版　2020 年 6 月第 1 次印刷
定　　价：68.00 元

内 容 简 介

　　针灸是中国医学中一门悠久而独特的疗法，具有疗效显著、适应证广、副作用少等优点。临床上根据中医辨证论治原则，采用针灸特色疗法结合辨证中药口服治疗常见病、多发病疗效显著。本书系统介绍了常用的针灸特色疗法及常用经方、名方的临床应用，以及运用针药结合治疗常见病的临床经验，临床实用性、指导性强。

本书编委会

主　　编：李丽霞　祝维峰　黄应杰

副 主 编：陈楚云　张去飞　赵　奕

参编人员：吴　涓　王　兴　刘红宇　胡丽竹

　　　　　谢丽琴　黄文盖　方晓仪　卢翠娜

　　　　　卢立宏　刘文文

主 编 简 介

　　李丽霞，主任中医师，教授，广州中医药大学硕士研究生导师，广州市中医医院针灸科主任及针灸教研室主任。国家中医药管理局、广东省、广州市重点中医专科针灸科学术带头人，广州市优秀中青年中医骨干，广州市优秀中医临床人才，广州市医学重点人才。任广州市中医药学会针灸分会主任委员、世界中医药学会联合会中医外治操作安全研究专业委员会理事会常务理事、广东省针灸学会常务理事、广东省针灸学会文献与信息专业委员会主任委员等。从事针灸临床、教学与科研工作30余年，临床经验丰富，形成了一套以传统经络学说与现代神经病学并重，辨病、辨证、辨经取穴的独特针法，运用于临床治疗各种痛证、神经系统疾病等，疗效满意。带领所在科室充分发挥不同针法特点，治疗各种常见病及疑难杂症，疗效显著，受到患者的广泛好评，获"羊城好医生""胡润－平安中国好医生"称号。主持参与国家级、省部级、市级课题多项，荣获科技进步奖2项，发表论文30余篇，出版著作3部。

　　祝维峰，医学博士，广东省名中医，主任中医师，教授，广州中医药大学博士研究生导师，广州市中医医院院长。国家中医药管理局"十二五"重点专科、广东省"十一五"中医重点专科负责人，国家中医药管理局第三批全国优秀中医临床人才。任广州市中医药学会会长、广东省中医药学会常务理事、广东省中西医结合学会常务理事、广东省中西医结合学会神经病专业委员会副主任委员、广东省中医药学会老年病专业委员会副主任委员、广东省中医药学会标准化专业委员会副主任委员等。从事中西医结合临床、科研与教学工作30余年，有坚实的中医理论基础和丰富的临床经验，擅长失眠、中风、头痛、眩晕、颤证、痴呆、胸痹、心悸等内科疾病的治疗，曾主持、参与国家级、省部级、市级科研课题10余项，近年来发表学术论文30余篇。

　　黄应杰，副主任中医师，副教授，广州中医药大学硕士研究生导师，广州市中医医院针灸科副主任，兼推拿科主任。广东省重点中医专科治未病科学术带头人。任广东省针灸学会生殖泌尿男科专业委员会副主委任委员、广东省针灸学会脊柱专业委员会委员、广东省针灸学会耳穴专业委员会委员、广东省中医药学会康复专业委员会委员、广州市医学会康复专业委员会常务委员等。从事临床、教学与科研工作近 30 年，临床经验丰富，擅长中医药结合针灸推拿治疗神经系统疾病、筋骨肌肉关节疾病、皮肤病、生殖泌尿系统疾病、妇科疾病、肿瘤手术放化疗后康复和姑息治疗，以及中医养生保健治未病，临床疗效显著，受到患者的广泛好评。主持、参与国家级、省部级、市级课题多项，发表论文 10 余篇，出版著作 1 部。

前　言

　　中医学历史悠久，源远流长，是中华民族在与疾病长期斗争过程中积累的宝贵经验总结，其治病手段主要包括中药和针灸。其中，针灸治疗是中医学中一门悠久而独特的疗法，具有疗效显著、适应证广、副作用少等优点，数千年来深受广大患者的欢迎，并日益受到国际医学界的推崇和重视。临床上根据中医辨证论治原则，采用针灸特色疗法结合辨证中药口服治疗常见病、多发病疗效显著。本书编者秉承医者仁心、悬壶济世之使命，坚持以患者为中心，以发挥中医药特色优势为主题，以发挥中医中药及特色疗法优势为重点，传承并发扬中医针灸这一伟大医学文化瑰宝，结合自己多年临床经验及感悟，编写了本书，力求更好地为广大患者服务。

　　本书系统介绍了临床常用的针灸特色疗法、临床常用经方、名方的临床应用，以及运用针药结合治疗常见病的临床经验。其中，针灸特色疗法详细介绍了临床常用且疗效显著的特色疗法的操作方法、适应证及注意事项。中医的经方、名方临床辨证使用准确，疗效显著，本书编者结合自己多年临床经验，对临床常用经方、名方的方义体会及临床应用进行了详细描述，并选取临床典型案例进行分析。针药结合治疗部分遴选了临床上针药结合治疗疗效显著的各科疾病，包括编者所在科室采用针药结合治疗的优势病种、内科疾病、外科疾病、骨伤科疾病、妇科疾病、儿科疾病及其他临床常见病，分别从病因病机、辨证用药及针灸治疗方面进行阐述。在针灸治疗部分，除了针刺治疗处方外，还列举了临床常用且疗效显著的特色疗法的取穴及操作方法。本书临床实用性、指导性强，可供广大中医、中西医结合临床工作者阅读参考。

　　在编写过程中，我们虽然强调精品意识，突出临床特色，但限于时间及个人认知水平，难免有疏漏之处，恳请广大读者提出宝贵意见，以相互交流，不断提高。

目　　录

第一章

特色疗法

第一节 火针疗法

一、概述

火针疗法距今已有数千年历史，我国最早的医学专著《黄帝内经》中就有关于火针的记载，"黄帝受命，创制九针"，火针源于九针中的"大针"。火针又称之为白针、烧针，古代又称为燔针、焠刺，是指将特制的针具用火烧红针体后，迅速刺入人体特定腧穴或部位的治疗方法。火针借助火力和温热刺激，以达温阳散寒、疏通经络、调节气血之效，具有针刺、瘢痕灸、三棱针等多种作用。火针疗法属于温通疗法的范围，其治疗特点有"以热引热""以点代灸""以痛为腧"三方面，临证时根据不同情况变通使用，治疗多种疑难杂症，疗效显著。

二、治疗作用

火针疗法能直接、快速地将"热"送达治疗部位，起到"温""通""清""消""补"的作用，一法多效。具体如下。

1. 温阳散寒、化气利水

火性属阳，火针能借火的温热作用，振奋人体阳气，使人体阳气充盛，温煦有常，阴寒得散，脏腑功能得以正常运行。

2. 温经通络、祛瘀止痛

《景岳全书》云："凡大结大滞者，最不易散，必欲散之，非藉火力不能速也。"火针具有针和火的双重作用，热力直达病所，可疏通经络中壅滞之气血，使气血运行通畅，达到"通则不痛"的作用；同时，通过增加局部血供而濡养筋脉，筋得血养，柔而不拘，起到"荣则不痛"的作用。

3. 清热解毒、引邪外达

火针具有引气和发散之功。火性属阳，阳可升散，开泻畅达，温通之性强而力量集中，能直达肌肤筋肉，可使火热毒邪外散，引热外达，清热解毒，即"以热引热""火郁发之"。火针治疗热证，通过灼烙人体腧穴腠理而开启经络之外门，给邪以出路，达到开门驱邪之功。加上火针针身较普通针灸针粗，借助火力，出针后针孔不会马上闭合，使有形之邪可以直接排出体外，使邪毒得清，达到邪去正安的效果。临床常用于治疗蛇串疮、乳痈、疔腮等病症。正如《针灸聚英》云："盖火针大开其孔穴，不塞其门，风邪从此而出。""若风湿寒三者，在于经络不出者，宜用火针，以外发其邪。"

4. 消癥散结、生肌敛疮

火针具有消癥散结、温经通络、行气活血之效，可以治疗气、血、痰、湿等各种病理障碍积聚凝结而成的肿物、包块；同时，火针可以使局部气血运行加快、气血通畅，鼓舞正气，正气充盛，能托毒生肌、排脓敛疮、加快组织新陈代谢、促进疮口愈合，对一些经久不愈的疮口，或慢性溃疡具有生肌敛疮之功。

5. 补养气血，升阳举陷

火针通过温补阳气、引阳达络而补养气血，可治疗脏腑气血不足的各类病症。火针还可通过补益阳气以达升阳举陷、调节脏腑、收摄止泄之效，临床上常用于治疗中气下陷引起的子宫脱垂、胃下垂、久泻久痢等；肾阳不足所致遗精、早泄等。

现代研究认为，火针疗法具有改善血流动力学状态、血液流变及微循环，抗炎消肿，修复组织创伤等多种作用。火针疗法通过炽热的针体，使局部血液、淋巴循环加快，加速炎性组织的清除吸收；使穴位组织炭化。而炭化组织对于人体是一种异物，可以激活自身免疫系统，并可通过长时间刺激穴位而发生长效调整和治疗作用。

三、适应证

火针疗法广泛用于内科、外科、骨科、皮肤科、妇科、儿科、男科、五官科等各科疾病，以下是临床采用火针治疗的各科疾病。

（1）内科：支气管炎、慢性胃炎、胃十二指肠溃疡、慢性结肠炎、肠易激综合征、失眠、偏头痛、三叉神经痛、枕大神经痛、面神经炎、面肌痉挛、慢性疲劳综合征、梅尼埃病（美尼尔氏综合征）、脑血管意外（肩手综合征）、肋间神经痛、风湿性关节炎、类风湿性关节炎等。

（2）外科：面部化脓性皮脂腺囊肿、流行性腮腺炎、乳腺炎、乳腺增生症、痈疽、下肢静脉曲张等。

（3）骨科：颈椎病、落枕、肩关节周围炎、肱骨外上髁炎、腕管综合征、腰椎间盘突出症、腰扭伤、腰肌劳损、关节扭伤、痛风性关节炎、退行性膝关节炎、腘窝囊肿、跟痛症、腱鞘囊肿、慢性运动损伤等。

（4）皮肤科：带状疱疹、湿疹、白癜风、神经性皮炎、痤疮等。

（5）妇科：痛经、月经不调、闭经、更年期综合征、慢性盆腔炎、子宫肌瘤、不孕症等。

（6）小儿科：小儿支气管炎、支气管哮喘、遗尿症、小儿营养不良、脑性瘫痪等。

（7）男科：前列腺炎、性功能障碍、不育症等。

（8）五官科：睑腺炎、急性结膜炎、耳鸣、耳聋、鼻炎、扁桃体炎、慢性咽炎、牙痛、口腔溃疡等。

四、操作方法

1. 火针分类

根据粗细不同火针可分为三类：一是细火针，直径为 0.5 mm，主要用于面部，因面部神经、血管丰富，痛觉敏感，故用细火针以减少痛苦，且不易留疤，亦适用于体弱患者。二是中粗火针，直径为 0.8 mm，适应范围比较广泛，除面部和肌肉组织较薄的部位外，均可使用。三是粗火针，直径在 1.1 mm 以上，适用于针刺大的病灶或腰腹部、四肢等肌肉组织深厚的部位，如癥瘕、痞块、疮疡、膝关节等处。此外，还有平头火针、三头火针，用于祛除体表痣疾。

2. 操作要点

火针疗法在操作时应注意三个要点，即"红""准""快"。

"红"是指在针体烧至通红白亮时，迅速刺入穴位。《针灸大成·火针》载："灯烧，令通红，用方有功。若不红，不能去病，反损于人。"

"准"指进针入穴要准，医者应迅速将针准确地刺入穴位或部位。

"快"指进针速度快，并敏捷地将针拔出，使患者少受痛苦。在火针通红白亮时迅速入针，则穿透力强、热刺激效果好，且不易损伤机体，否则易拉出肌肉纤维，疗效亦差。这一过程时间很短，要求施术者全神贯注，动作熟练敏捷。

3. 针刺方法

火针的针刺方法有点刺法、散刺法、密刺法和围刺法四种。

点刺法：是将针烧红后迅速刺入选定部位，是最常用的火针针刺方法。当需要针刺经穴或压痛点时，多采用点刺法，主要用以缓解疼痛及治疗脏腑疾患等全身性疾病。

散刺法：是指将火针疏散地点刺在病灶局部的一种刺法，其针距一般为1.5 cm，临床多选用细火针，进针较浅。散刺法主要是通过火针的温热作用，温阳益气，从而疏通局部气血，用于治疗麻木、瘙痒、拘挛、疼痛等病症。

密刺法：是指用火针密集地刺激病灶局部的一种刺法，针刺时的密集程度取决于病变的轻重，一般间隔1 cm，如病重可稍密，病轻则稍疏，主要适用于增生、角化性皮肤病，如神经性皮炎等。针刺的深度以刚接触到正常组织为宜。

围刺法：是用火针围绕病灶周围针刺的一种刺法。进针点多落在病灶与正常组织交界之处，每针间隔1.0～1.5 cm为宜，适用于皮肤科与外科疾患。围刺法所用的针具为中粗火针，针刺的深浅视病灶深浅而定，病灶深针刺深，病灶浅则针刺浅。

五、注意事项

（1）过度饥饿、劳累、精神紧张者暂不宜火针。

（2）血友病及有出血倾向者禁用火针。

（3）大血管及重要脏器周围慎用火针。

（4）火针治疗前应向患者做好解释工作，消除患者紧张情绪，以防晕针，若出现晕针情况，可按普通针灸的晕针处理；对于体弱或敏感者，刺激量不宜过大；注意用火安全，防止灼伤。

（5）注意针具检查，发现针具有剥蚀或缺损时，则不宜使用，以防意外。

（6）火针治疗后忌食生冷辛辣、鱼腥等发物；保持针孔清洁干燥，一日内不宜洗浴，注意预防针孔感染。

第二节 针灸与现代康复结合两分法

针灸与现代康复结合两分法是按 Brunnstrom 分期，分屈伸肌针灸结合现代康复技术治疗瘫痪并肌张力障碍患者的一种疗法。

一、操作方法

1. 弛缓瘫

（1）针灸治疗：中风针灸弛缓方。

取穴：水沟、极泉、尺泽、内关、委中、三阴交、颞三针、运动区。

针刺法：头针针刺得气后快速小捻转，间断平补平泻，体针针刺得气后加电用疏波，留针 30 分钟，每天 1 次，10 次为 1 个疗程。

（2）康复治疗：中风早期完全偏瘫的患者，关节无自主运动，Brunnstrom 评定为 I 期时，早期康复治疗包括以下几点：

1）心理支持。

2）床上体位摆放。

3）被动活动关节。

4）肌肉按摩。

5）早期床上活动。

2. 痉挛瘫

（1）针灸治疗：治痿独取阳明。

取穴：肩髃、曲池、外关、合谷、气冲、伏兔、足三里、解溪、太冲、颞三针、运动区。

针刺法：头针针刺得气后快速小捻转，间断平补平泻，体针针刺得气后加电用疏波，留针 30 分钟，每天 1 次，10 次为一疗程。

（2）康复治疗：二级康复，恢复早期和恢复中期是康复治疗和各种功能恢复最重要的时期。期望患者神经功能缺损积分明显减少，Fugl-Myer 运动功能积分明显增加，日常生活活动能力或功能独立能力最大限度地改善。康复治疗方法包括：

1）神经发育疗法技术，如 Bobath、Rood、PNF、Brunnstrom 等。

2）仰卧位的活动：

抑制躯干肌痉挛：躯干是上下肢相对的关键点，抑制躯干肌痉挛有助于缓解躯干和患侧上下肢过高的肌张力。

抑制上肢屈肌痉挛：肩胛骨和肩关节的前伸运动，旋位充分上提，腕的背伸和手指的伸展，全范围内的上肢协调运动。

抑制下肢伸肌痉挛：双手抱膝运动，伸髋时抑制伸膝和踝跖屈，选择性伸髋桥式运动，伸膝分离运动，抑制足跖屈刺激足背伸与外翻。

3）坐位平衡训练：正确坐姿。

头颈躯干的训练：头转向健侧牵拉患侧躯干，骨盆屈伸分离运动，双手向前触地，向患侧转移重心训练。

偏瘫上肢的训练：以抗痉挛模式负重，躯干向健侧旋转，双手叉握向前抑制前臂旋转，手的其他选择性运动。

偏瘫下肢的训练：足跟着地背伸训练，用正常模式对偏瘫下肢的控制训练。

4）坐站转移训练：包括一些转移技术的应用。

5）站立平衡训练：正确的站姿，双下肢负重站立活动，患腿负重站立活动，健腿负重站立活动，站立位上肢活动。

6）步行训练：患腿支撑期避免膝过伸，患腿摆动期放松髋膝踝的痉挛，交叉侧方迈步训练；

7）上下阶梯训练：一般患足先上下阶梯，若患侧下肢有足够控制能力，可开始训练正常姿势的左右交替步态上下阶梯。

二、适应证

具有调整肢体肌张力的作用，用于脑血管病及其他神经系统疾病所致的肢体瘫痪并肌张力障碍的治疗。

第三节 电 针 疗 法

电针疗法是在毫针针刺得气的基础上，应用电针仪输出接近人体生物电的微量电流，通过毫针作用于人体一定部位，以防治疾病的一种疗法。该疗法将毫针与电刺激有机结合，既能减少行针工作量，又能提高毫针治疗效果，扩大毫针治疗范围，并能准确控制刺激量。

一、操作方法

1. 选穴处方

电针疗法的处方配穴与毫针刺法相同。按电流回路要求，选穴宜成对，一般选用同侧肢体的 1 ～ 3 对穴位为宜。当选择单个腧穴进行治疗时，应加用无关电极。

2. 电流强度

当电流达到一定强度时，患者有麻、刺的感觉，这时的电流强度称为"感觉阈"；若电流强度再稍增加，患者会突然产生刺痛感，这时的电流强度称为"痛阈"。感觉阈和痛阈因人而异，在不同病理状态下其差异也较大。一般情况下，在感觉阈和痛阈之间的电流强度是最适宜的刺激强度。

二、波型选择

临床常用的电针输出波型为连续波、疏密波和断续波。

1. 连续波

连续波由基本脉冲波简单重复，中间没有停顿，频率连续可调，每分钟几十次至每秒钟几百次不等。一般频率低于 30 Hz 的连续波叫疏波，频率高于 30 Hz 的叫密波。密波易抑制感觉神经和运动神经，常用于止痛、镇静、缓解肌肉和血管痉挛等；疏波短时间使用可兴奋肌肉，提高肌肉韧带的张力，调节血管的舒缩功能，改善血液循环，促进神经肌肉功能的恢复，长时间使用则抑制感觉神经和运动神经，常用于治疗瘫痪、慢性疼痛以及各种肌肉、关节、韧带、肌腱的损伤等。

2. 疏密波

疏密波是疏、密波交替出现的一种波型，疏、密波交替持续的时间各约1.5 秒。疏密波能克服单一波型易产生耐受现象的缺点，刺激作用较大，治疗时兴奋效应占优势，能引起肌肉有节奏的收缩，刺激各类镇痛递质的释放，促进血液循环和淋巴循环，增强组织的营养代谢，消除炎性水肿等，常用于各种痛症、软组织损伤、关节周围炎、肌无力、针刺麻醉、局部冻伤等。

3. 断续波

断续波是节律性时断时续的一种波型。断时，在 1.5 秒内无脉冲电流输出；续时，密波连续工作 1.5 秒。该波型不易使机体产生耐受，对神经肌肉的兴奋作用较疏密波和连续波更强，对横纹肌有良好的刺激收缩作用，常用于治疗痿证、瘫痪等。

三、作用及适用范围

电针疗法有止痛、镇静、改善血液循环、调整肌张力等作用，适用范围基本和毫针刺法相同。临床常用于治疗各种痛证，及肌肉、韧带、关节的损伤性疾病等，并可用于针刺麻醉。

四、注意事项

除遵循针灸施术的注意事项外，运用电针疗法还应注意以下几点：

（1）电针仪在首次使用前应仔细阅读产品使用说明书，掌握电针仪的性能、参数、使用方法、注意事项及禁忌等内容。

（2）使用电针仪前，需检查其性能是否正常。如果电流输出时断时续，需检查导线接触是否良好。干电池使用一段时间后输出电流微弱，应及时更换。

（3）毫针的针柄经过温针灸火烧之后，表面氧化不导电；有的毫针针柄是用铝丝烧制而成的，并经氧化处理成金黄色，导电性差，均不宜使用。若使用，输出导线应夹持针身。

（4）电针仪最大输出电压在 40 V 以上者，最大输出电流应限制在 1 mA 以内，以防止触电。

（5）靠近延髓、脊髓等部位使用电针时，电流量宜小，并注意电流的回路不要横跨中枢神经系统，不可刺激过强。禁止电流回路通过心脏，如左右上肢的两个穴位不可连接于同一对电极。

（6）调节电流时，不可突然增强，以防引起肌肉强烈收缩，造成弯针或折针。

（7）心脏附近、颈动脉窦附近区域，及安装心脏起搏器者禁用电针。

第四节　温针灸百会穴

一、概述

温针灸百会穴是由压灸百会穴改良而来。压灸百会穴是已故针灸名家司徒铃独创的治疗眩晕病的有效的传统针灸方法，但在操作时患者局部疼痛明显，部分患者难以接受。笔者在压灸百会穴疗法的基础上，进行创新改良，采用百会穴温针治疗，既不降低压灸百会穴治疗眩晕的疗效，又使患者更易于接受。

二、作用及适应证

温针灸具有针刺和艾灸双重作用，对一些单纯针刺难以起效的疾病有独到功效。温针灸的作用是通过针的热传导刺激经络腧穴以调节经气运行、平衡阴阳，从而取得疗效。百会穴位居巅顶正中，为"髓海"之"上输穴"，有振奋阳气、补脑益髓、升清降浊之功效，为治疗头痛眩晕的要穴。独特的温针灸疗法可使艾灸热力通过针体传入穴位深层，更为迅速地直达病所，以奏开窍醒神、升提气血之功，可清利头目、除眩止晕，临床常用于各种眩晕的治疗。

三、操作方法

（1）患者取卧位或正坐位。

（2）取百会穴，局部常规消毒。

（3）快速进针刺入百会穴，进针0.8～1.0寸，缓慢捻转至有针感，在针身部放入硬纸片，防止烫伤。

（4）将艾条有孔的一端用打火机点燃，将点燃的艾条放置于针柄处，插入长度约为艾条的2/3。

（5）待艾条燃尽无热度后，清除艾灰，并拔出针灸针，局部按压防止出血。

第五节 直接灸四花穴

一、概述

直接灸四花穴是指在四花穴上施灸的一种治疗方法。灸法可升血中之气，通气中之滞，能通诸经，而除百病。"四花穴"之名见于明代高武所著的《针灸聚英》，"崔知悌云，灸骨蒸劳热，灸四花穴"，为古代治疗骨蒸劳瘵之著名灸穴之一，为膈俞与胆俞两穴的合称。膈俞穴为血会，可养血补血，活血祛瘀，治疗一切血症；内应于膈，可宽胸利膈，和胃降逆。胆俞穴内应于胆腑，具有利胆解郁，理气和胃的作用。两穴相配，在功能上相互协调，相得益彰，具有宽胸利膈、调节气血、补虚祛瘀等作用。正如《针灸大成·卷十一》谓："崔氏取四花穴法，治男妇五劳七伤，气虚血弱，骨蒸潮热，咳嗽痰喘，尪羸痼疾。"现代解剖学认为，膈俞下有第 7 胸神经后支通过，胆俞下有第 10 胸神经后支通过，脾脏则主要由第 5 至第 12 胸神经发出的自主神经纤维支配，支配四花穴与脾脏的神经属于同一神经节段，而在背俞穴中，与内脏器官属同一神经节段或近节段的刺激效果，优于其他位于远节段背俞穴的刺激效果，故刺激四花穴，可直接刺激脾脏，调节患者的免疫功能，影响患者体内的炎症微环境，减少致痛因子的生成，对全身的各类痛症可发挥整体治疗作用。

二、作用及适应证

本疗法属于温通疗法的范畴，具有宽胸利膈、调节气血、补虚祛瘀等作用。临床上用于肿瘤化疗患者、偏头痛、久咳虚喘、顽固性呃逆、胁痛、亚健康状态等疗效显著。

此疗法应用于肿瘤化疗患者，具有防治化疗副反应，提高患者生存质量，增强患者免疫力从而提高化疗药物疗效的作用。笔者所在科室在临床上采用直接灸四花穴观察对肺癌化疗患者 CSF、TNF、IL-2 的影响，采用抗癌药物毒性反应分度表、生存量表、Karnofasky 体力状况评分表作为临床疗效评价指标，观察直接灸四花穴对肺癌化疗毒副反应的减毒效应和对化疗药物抗癌疗效的影响程度，并与单纯化疗组对比。结果表明，直接灸四花穴能明显提高肺癌化疗患者血清中 CSF、IL-2 水平，降低 TNF 水平；防止化疗药物对骨髓的抑制，减轻化疗药物所引起的胃肠道反应，提高化疗患者生存质量和体力状况评分。

三、操作方法

灸四花穴的具体操作是将艾绒制成大小约 0.5 cm×0.8 cm 的艾炷置于四花穴上点燃，待艾炷烧至约剩 1/3 且患者感觉灼热时，撤去艾炷，易炷再灸，每穴灸 3 壮。

四、注意事项

（1）施灸前应向患者说明施灸要求，消除患者恐惧心理，取得患者的合作。

（2）注意晕灸的发生。若发生晕灸应立即停止艾灸，使患者头低位平卧，注意保暖，轻者一般休息片刻，或饮温开水后即可恢复；重者掐按人中、内关、足三里即可恢复；严重时按晕厥处理。患者在精神紧张、大汗后、劳累后或饥饿时不适宜应用本疗法。

（3）注意防止艾灰脱落或艾炷倾倒而烫伤皮肤或烧坏衣被。如有绒灰脱落床上，应及时清扫干净，以免复燃烧坏被褥等物品。

（4）施灸后，局部皮肤出现微红灼热，属正常现象，无须处理，很快即可自行消失。如因施灸过量，时间过长，局部出现小水疱，只要注意不擦破，可任其自然吸收。如水疱较大，可用消毒毫针刺破水疱，放出水液，或用注射器抽出水液，再涂以龙胆紫，并以纱布包裹。

第六节 穴位埋线疗法

一、概述

穴位埋线疗法是指在传统针灸经络理论的基础上，在"深纳而久留之，以治顽疾"的理论指导下，创造性地利用现代科技手段，将可吸收的外科缝线埋入相应腧穴，利用线对穴位的持续刺激作用治疗疾病的一种新型疗法。穴位埋线是多效的复合性治疗方法，寓粗针透穴、放血、穴位注射、组织疗法于一体。

二、操作方法

选择患者舒适且医者取穴、操作方便之体位。定穴后，按照无菌操作原则，用安尔碘消毒。根据临床具体情况选用不同的埋线方法。

1. 穴位植线法

采用7号注射器针头，针头内套约2寸长度毫针作针芯，先将针芯向外拔出2～3 cm，镊取一段1～2 cm已消毒的羊肠线从针头斜口植入，左手拇指、食指绷紧或捏起进针部位皮肤，右手持针快速刺入穴内，并上下提插。得气后，向外拔注射器针头，向内推针芯，将羊肠线植入穴位深处，检查羊肠线断端有无外露和出血，按压针孔。

2. 缝合针埋线法

在穴位两侧或上下各0.5～1.5 cm处用利多卡因作局部浸润麻醉，形成直径0.3～0.5 cm的皮丘，再以穿上外科缝线的弯三棱针，从一个皮丘进针至另一个皮丘出针，亦可透针至邻近几个穴位。来回牵拉，得气后剪去两端，并埋入皮下，包扎2～3天。

3. 特制带钩针埋线法

为坚韧的金属钩针，长12～15 cm，针尖呈三角形，底部有一缺口，将外科缝线挂于缺口上，随钩针进入穴内，使送入的外科缝线呈发夹式。外科缝线长3～4 cm，操作时应避开血管和神经干。

4. 切开埋线法

在选定穴位消毒后，用利多卡因作局部浸润麻醉，用手术刀尖顺经脉走行纵行切开切口皮肤0.5～1.0 cm，然后用止血钳钝性剥离皮下组织至肌层，并在穴位内按揉数秒钟，待产生酸、胀、麻样感觉后，将外科缝线1～2段（长0.5～2.0 cm）埋入切口底部肌层，与切口垂直，切口处用丝线缝合后，盖上无菌纱布，5～7天后拆线。

5. 割治埋线法

在选定穴位消毒后，用利多卡因作局部浸润麻醉，在局部皮丘上，用手术刀纵行切开皮肤0.5 cm，用特制的小拉钩，或钝性探针，在穴位底部，上下左右拉动按摩。适当摘除脂肪或破坏筋膜组织，用力要轻柔，使之产生强刺激后，将缝线植入穴位底部，无菌包扎5日。此法可加强和延长对穴位的刺激，增强疗效。

6. **切开结扎埋线法**

先在穴位两侧或上下作2个局麻皮丘，用手术刀在其中一侧切开皮肤0.2～0.5 cm，用弯止血钳插入切口作按摩。得气后，将外科缝线穿入弯三棱针从切口刺入，穿过穴位深处至另一侧切口处出针，来回牵拉。得气后从出口处再进针（较第一针浅）至切口，将两线头拉紧并打结，将线结埋入切口，包扎5～7天。

三、适用范围

穴位埋线疗法主要用于慢性、顽固性疾病，如慢性鼻炎、慢性支气管炎、支气管哮喘、胃溃疡、胃下垂、神经官能症、月经不调、不孕、小儿麻痹后遗症、面瘫以及癫痫、痿证、腰腿痛、肥胖等。

四、注意事项

（1）操作过程中应严格遵守无菌操作，埋线后1～2天内创面应保持干燥、清洁，防止感染。

（2）医者需精通人体解剖，熟练掌握埋线技术，以防损伤神经、血管及重要脏器。若针后针孔出血或有皮下血肿，可用消毒棉球按压局部数分钟。止血或血肿消退后，再用创可贴保护伤口。

（3）缝线最好埋在皮下组织与肌肉之间，肌肉丰满的地方可埋入肌层，不宜埋于脂肪组织中，以防脂肪液化，流出渗液；同时线体不应埋入关节腔内，线头不可暴露在皮肤外面，术后要防止感染。

（4）注意术后反应，出现异常现象如过敏反应（变态反应）及时处理。

（5）皮肤局部有感染或者溃疡时不宜埋线，肺结核活动期、骨结核、严重心脏病或妊娠期等不宜使用本法。

第七节 穴位注射疗法

穴位注射疗法是将经络学说与药物治疗作用相结合而产生的一种新型疗法。根据所患疾病，按照穴位的治疗作用和药物的药理性能，选用相应的穴位和药物，并将药液注入穴位内，以充分发挥经穴和药物对疾病的综合效能，从而达到治愈疾病的目的。具有适应证广、疗效显著、节省药物、操作简便等优点。

一、操作方法

1. 针具选择

穴位注射针具多使用一次性注射器。根据药物剂量大小及针刺深浅，选用不同规格的注射器和针头，一般可使用 1 mL、2 mL、5 mL 注射器。对于肌肉肥丰部位可使用 10 mL 注射器。针头宜选用 5 ～ 7 号注射针头、牙科用 5 号长针头等。

2. 选穴处方

根据针灸治疗的选穴原则辨证选穴，亦可选取阳性反应点。若软组织损伤，可选取最明显的压痛点。一般每次选取 2 ～ 4 穴。

3. 药物剂量

穴位注射剂量应参考药品使用说明书的用量。穴位注射用药总量不得超出该药一次的常规肌肉注射用量，具体用量因注入的部位和药物的种类而异。在一次性注射中各部位的每穴注射量宜控制在：耳穴 0.1 ～ 0.2 mL，头面部位 0.1 ～ 0.5 mL，胸背及四肢部穴位 1 ～ 2 mL，腰臀部穴位 2 ～ 5 mL。

4. 具体操作

使用前仔细阅读药物说明书，遵照药品说明书于安全剂量范围内使用。取患者舒适、术者便于操作的治疗体位，根据所选穴位、用药剂量选择合适的注射器及针头。对局部皮肤常规消毒，快速将注射器针头刺入腧穴或阳性反应点，然后慢慢推进或上下提插，针下得气后回抽。若回抽无血，即将药物注入穴位内。一般采用中等速度推入药物；对慢性病、体弱者刺激宜轻，应将药物缓慢推入；对急性病、身体强壮者宜强刺激，应将药物快速推入。

针刺深度应根据穴位所在部位及病变组织确定。一般病变在浅表、轻压痛的部位注射宜浅，病变在深部、用力按压出现疼痛的部位注射宜深。

5. 治疗周期

急性病患者每日 1 ~ 2 次，慢性病一般每日或隔日 1 次，6 ~ 10 次为 1 个疗程。同一穴位两次注射时间宜间隔 1 ~ 3 天。每个疗程间休息 3 ~ 5 天。

二、适用范围

穴位注射疗法的适应证较广，已被应用于内科、外科、妇科、儿科、皮肤科、五官科、神经科等各科疾病。

三、注意事项

（1）注意药物的性能、药理作用、剂量、配伍禁忌、副作用和过敏反应。凡能引起过敏反应的药物（如青霉素等），必须先做皮试，副作用较严重的药物，应谨慎使用。

（2）药液一般不宜注入关节腔、脊髓腔和血管内。

（3）在主要神经干通过的部位做穴位注射时，应注意避开神经干，或浅刺以不达到神经干所在的深度为宜。如针尖触到神经干，患者有触电感，要稍退针，然后再注入药物，以免损伤神经。

（4）于胸背部、胸胁部穴位做穴位注射时，不能过深，防止刺伤内脏。孕妇的下腹、腰骶部及合谷、三阴交等穴一般不宜做穴位注射，以防引起流产。

（5）耳穴注射宜选用易于吸收、无刺激性的药物。注射深度以达皮下为宜，不可过深，以免注入软骨膜内。

第八节　刺络放血疗法

刺络放血疗法古称"刺血络"，亦称"刺血疗法""放血疗法"或"刺络疗法"，是一种使用三棱针、注射针头等粗而尖的器具，在穴位或浅表血络施针放血以治疗疾病的外治法。刺络放血可以疏通经络中壅滞的气血，调整脏腑功能，使气滞血瘀的一系列病变恢复正常，从而达到治疗疾病的目的。

一、作用机理

刺络放血疗法主要通过泻热解毒、活血化瘀、消肿止痛、镇静开窍等途径，使脏腑阴阳、经络气血调和而通畅。对急慢性病及诸多疑难重病，疗效皆显。

二、操作方法

刺络放血疗法的操作方法包括点刺法、刺络法、散刺法、挑刺法。

1. 点刺法

点刺法即点刺腧穴出血或挤出少量液体的方法。针刺前在点刺穴位的上下用手指向点刺处推按，使血液积聚于点刺部位。常规消毒后，左手拇指、食指固定点刺部位，右手持针直刺 2～3 mm，快进快出。点刺后采用反复交替挤压和舒张针孔的方法，使点刺部位出血数滴，或挤出液体少许，右手捏干棉球将血液或液体及时擦去。

点刺法多用于指趾末端、面部、耳部的穴位，如井穴、十宣、印堂、耳尖、扁桃体、四缝等穴位，多用于昏厥、高热、中风闭证、急性咽喉肿痛等病症。

2. 刺络法

刺络法是指刺病变处较深、较大静脉放出一定量血液的方法。先用橡皮管结扎在针刺部位的上端（近心端），使相应的静脉进一步显现。局部消毒后，左手拇指按压在被刺部位的下端，右手持针对准静脉向心斜刺，迅速出针，针刺深度以针尖"中营"为度，让血液自然流出。松开橡皮管，待出血停止后，以无菌干棉球按压针孔，并以 75% 酒精棉球清理创口周围的血液。

本法出血量较大，一次治疗可出血几十甚至上百毫升，多用于肘窝、腘窝部的静脉。多用于治疗中暑、发痧等。

3. 散刺法

散刺法是在病变局部及其周围进行连续点刺以治疗疾病的方法。局部消毒后，根据病变部位的大小，可连续垂直点刺 10～20 针以上，由病变外缘环行向中心点刺，促使瘀热、水肿、脓液得以排除。

本法多用于治疗丹毒、痈疮、顽癣、扭挫伤等。

4. 挑刺法

用左手按压施术部位两侧，或捏起皮肤，使皮肤固定，右手持针迅速刺入皮肤 1～2 mm，随即将针身倾斜挑破皮肤，使之出少量血液或少量黏液。也有再刺入 5 mm 左右深，将针身倾斜并使针尖轻轻挑起，挑断皮下部分纤维组织，然后出针，覆盖敷料。

本法多用于痔疾、目赤肿痛、疳积、血管神经性头痛、肩周炎、颈椎病、哮喘等。

三、出血量

刺络放血疗法的出血量根据病人体质、病证特点、刺血部位、刺血季节而定。体质强壮者刺血量可稍多，瘦弱者刺血量宜少；病程短、病情轻、病邪浅者放血量宜少，反之则放血稍多。刺四肢的井穴，一般出血量少，刺血络及静脉往往出血量较大；秋冬季节，人体阳气深藏，治疗宜通达，针刺宜深，放血稍多；夏季刺血量宜少。

四、注意事项

（1）对于放血量较大患者，术前做好解释工作。

（2）由于创面较大，必须无菌操作，以防感染。

（3）点刺穴位不宜太浅，深刺血络要深浅适宜，针尖以中营为度。

（4）为了提高疗效，应保证出血量，出针后可视情况立即加用拔罐。

（5）避开动脉血管，若误伤动脉出现血肿，立即以无菌干棉球按压局部止血。

（6）治疗过程中须注意患者体位要舒适，谨防晕针。

（7）大病体弱者、明显贫血者、孕妇和有自发性出血倾向者慎用。

第九节 拔 罐 疗 法

拔罐疗法又称角法、吸筒疗法，民间俗称"拔火罐"，是一种以罐为工具，利用燃火、抽气等方法排除罐内空气，造成负压，使之吸附于腧穴或病变部位，使局部皮肤充血，以调整机体功能，达到防治疾病的方法。

一、操作方法

临床上，可根据病情和病变部位选择不同的方法。常用的有以下5种。

1. **留罐法**

留罐法是指将罐具吸拔在皮肤上，留置5～15分钟，然后将罐起下。此法是最常用的拔罐方法，一般疾病均可应用。

2. **走罐法**

走罐法又名推罐法，先在拟操作部位涂上凡士林等润滑剂，再采用闪火法将罐吸住，然后医师手握罐体，均匀用力，将罐沿着一定路线往返推动，直至走罐部位皮肤红润、充血甚至瘀血时，将罐起下。此法适宜于脊背、腰臀、大腿等面积较大、肌肉丰厚的部位。

3. **闪罐法**

闪罐法是将罐吸拔于所选部位，立即取下，再迅速吸拔、取下，如此反复，直至皮肤潮红。闪罐动作要迅速、准确，手法要轻巧，吸附力适中，多用于局部皮肤麻木、疼痛或功能减退等疾患，尤其适用于不宜留罐的部位及儿童患者。需注意一罐多次闪罐后，罐口温度升高，应及时换罐，以免烫伤。

4. **刺络拔罐法**

刺络拔罐法是指在局部消毒，并用三棱针、皮试针头、火针等点刺或皮肤针叩刺出血后，再在出血部位留罐，以加强刺血治疗效果的方法。留罐时间一般在5～15分钟。此法多用于治疗各种急慢性软组织损伤、神经性皮炎、痤疮、皮肤瘙痒、丹毒、坐骨神经痛等。

5. **留针拔罐法**

留针拔罐法是指在毫针留针过程中，在留针部位加用拔罐的方法。操作时，先以毫针针刺得气后留针，再以毫针为中心，加用拔罐并留置10～15

分钟，然后起罐、起针。

二、起罐方法

起罐时，一手握住罐体中下部，另一手拇指或示指按压罐口边缘的皮肤，使罐口与皮肤之间产生空隙，空气进入罐内，即可将罐取下。抽气罐则提起其上方的阀门使空气进入罐内，罐具即自行脱落。

三、作用及适用范围

1. 作用

拔罐疗法具有通经活络、行气活血、消肿止痛、祛瘀生新、温经散寒、祛风除湿等作用。

2. 适用范围

拔罐疗法的适用范围较广，常用于颈肩腰腿痛、关节痛、软组织闪挫扭伤等局部病症，也可用于感冒、头痛、面瘫、咳嗽、哮喘、消化不良、泄泻、腹痛、月经不调等病症，以及目赤肿痛、睑腺炎、丹毒、疮疡初起未溃等外科病症，还可用于日常保健。

四、注意事项

除遵循针灸施术的注意事项外，拔罐疗法还应注意以下几点：

（1）拔罐时，要选择适当体位和肌肉相对丰厚的部位。若体位不当、移动、骨骼凹凸不平、毛发较多，罐体容易脱落。

（2）拔罐手法要熟练，动作要轻、快、稳、准。用于燃火的酒精棉球，不可蘸取过量酒精，以免拔罐时酒精滴落于患者皮肤造成烫伤。留罐过程中如出现拔罐局部疼痛，可减压放气或立即起罐。起罐时不可硬拉或旋转罐具，以免引起疼痛，甚至损伤皮肤。

（3）留针拔罐，选择罐具宜大，毫针针柄宜短，以免吸拔时罐具碰触针柄而致损伤。

第十节　皮肤针疗法

　　皮肤针疗法是指运用皮肤针多枚针头同时浅刺人体腧穴或一定部位皮肤，使叩刺的局部皮肤充血红晕或微渗血，以达到防治疾病的目的，因其针刺仅作用于皮肤之上，故又被称为皮刺法。皮肤针疗法的形成与《内经》中的"半刺""毛刺""扬刺"等浅刺皮肤的刺法有关，其作用机制源于《素问·皮部论》之"凡十二经脉者，皮之部也，是故百病之始生也，必先于皮毛"等论述。

　　皮肤针一般由针头和针柄两部分组成。针头端形似莲蓬状，上缀有数枚不锈钢短针。根据针头所附针的数目不同，又可称为梅花针（五支针）、七星针（七支针）和罗汉针（十八支针）等。

一、操作方法

1. 持针方法

　　持针方式可分为硬柄持针法和软柄持针法两种。硬柄持针法是以刺手拇指、中指夹持针柄，食指伸直按压在针柄中段上面，无名指和小指将针柄末端固定于小鱼际处握牢。软柄持针法则是采用拇指在上、食指在下的方法夹住针柄，其余手指呈握拳状将其固定于掌心。

2. 叩刺方法

　　施术部位常规消毒后，医者按上述方法持针，将针头平对叩刺部位，借用腕力叩打皮肤，并迅即弹起，反复进行，至皮肤充血红晕为度。

　　操作要点：用力均匀、速度均匀；借用腕力，即叩即起；针尖起落垂直于叩刺部位。

3. 刺激强度

　　根据患者体质、病情、年龄、叩打部位不同可选用以下三种刺激强度。

　　（1）弱刺激。叩刺力度小，针尖接触皮肤时间较短；施术部位皮肤微有潮红，无明显出血点或渗血；患者略有痛感。适用于老人、体弱久病者、儿童、孕妇，以及头、面、五官等肌肉浅薄部位。一般用于虚证。

　　（2）强刺激。叩刺力度大，针尖接触皮肤时间略长；施术部位皮肤明显潮红，有较明显的出血点或渗血；患者有较明显的痛感。适用于年轻或体质壮实者，以及肩、背、腰、臀、四肢等肌肉丰厚部位。一般用于实证或新病。

（3）中刺激。叩刺的力度介于弱、强刺激之间；施术部位皮肤潮红，有少量出血点或渗血；患者稍感疼痛。适用于多数患者，除头面五官、四肢末端等肌肉浅薄处外，其余部位均可选用。

二、叩刺部位

1. 循经叩刺

循经叩刺是指沿着经脉循行路线进行叩刺的方法。本法常用于项、背、腰、骶等部位，以督脉、足太阳膀胱经为主；其次是四肢肘、膝关节以下部位，以足三阴、足三阳经特定穴所在的循行部位为主。

2. 穴位叩刺

穴位叩刺是指选取与所治病证相关的穴位进行叩刺的方法。常用于特定穴、华佗夹脊穴、阿是穴等。

3. 局部叩刺

局部叩刺是指针对病变局部进行叩刺的方法，常用于头面五官疾病、关节扭伤、局部肿胀、肌肤麻木不仁等病证。

三、作用及适用范围

皮肤针疗法具有通经活络、消肿止痛、祛风除湿、开窍泻热、调理气血等作用。广泛应用于临床各科，以功能失调性疾病疗效更佳，如斑秃、头痛、失眠、近视、感冒、咳嗽、慢性消化系统疾病、肌肤麻木不仁、痹证、皮神经炎等。

四、注意事项

（1）施术前检查针具，用干脱脂棉轻沾针尖，如针尖有钩曲、不齐或有缺损，则棉絮易被带动，应及时修理或更换，方可使用。

（2）针刺前皮肤必须消毒，叩刺后皮肤如有出血，须用消毒干棉球擦拭干净，保持清洁，以防感染。

（3）操作时针尖须垂直上下，用力均匀，避免斜刺或钩挑，以减轻疼痛。

（4）皮肤创伤、溃疡、瘢痕、不明肿物等部位，不宜使用本法。

（5）凝血功能障碍、急危重症、传染病等，不宜使用本法。

第十一节　耳　穴　疗　法

耳穴疗法是指使用短毫针、耳穴贴压等方法刺激耳穴，以治疗疾病的方法。

一、耳与经络脏腑的关系

1. 耳与经络的联系

耳与经络联系密切。早在《阴阳十一脉灸经》就有了"耳脉"的记载，《内经》对耳与经络的关系做了比较详细的阐述，《灵枢·口问》言："耳者，宗脉之所聚也。"手太阳、手足少阳、手阳明等经脉、络脉都入耳中，足阳明、足太阳的经脉则分别上耳前、至耳上角。六阴经虽不直接入耳，但都通过经别与阳经相合，而与耳相联系。因此，十二经脉都直接或间接上达于耳。奇经八脉中阴跷、阳跷脉并入耳后，阳维脉循头入耳。

2. 耳与脏腑的联系

《灵枢·脉度》言："肾气通于耳，肾和则耳能闻五音矣。"《难经·四十难》曰："肺主声，故令耳闻声。"《厘正按摩要术》将耳郭分属五脏："耳珠属肾，耳叶属脾，耳上轮属心，耳皮肉属肺，耳背玉楼属肝。"人体的耳部形如倒置的胎儿，通过耳部，既可观察、了解人身整体的情况，又可在耳部施加治疗手段治疗疾病。同时，脏腑病变也通过经络的反应和传导作用，在耳郭局部发生异常的阳性反应点，如压痛、结节、隆起、丘疹及色泽的变化等。

二、耳穴疗法的临床应用

1. 耳穴诊查

疾病的发生会在耳郭的相应部位出现不同的病理反应（阳性反应），如皮肤色泽、形态改变，局部痛阈降低，耳穴电阻下降等。对这些病理反应点进行诊查，既可结合临床症状、体征来辅助诊断，又可为拟定耳穴处方提供依据。

（1）望诊法。在自然光线下，观察耳郭皮肤有无变色、变形等征象，如脱屑、丘疹、硬结、充血、水疱、色素沉着，以及血管形状、颜色的改变等。

（2）压痛法。围绕全耳或在与疾病相关耳穴的周围，用弹簧探棒、毫针针柄或火柴棒等工具，以均匀的压力触压耳穴。当触压某穴区时患者出现呼痛或躲闪、皱眉、眨眼等反应，即可确定为压痛敏感。

（3）皮肤电阻测定法。用耳穴探测仪测定耳郭皮肤电阻、电位等变化。若电阻值降低，形成良导点者，一般即为病理反应点。

2. 适用范围

（1）疼痛性疾病。如各种扭挫伤等外伤性疼痛，头痛、肋间神经痛等神经性疼痛，手术后伤口痛及胃痛、胆绞痛等内脏痛。

（2）炎性疾病。如急慢性结肠炎、牙周炎、咽喉炎、扁桃体炎、胆囊炎等。

（3）功能紊乱性疾病。如胃肠神经官能症、心脏神经官能症、心律不齐、高血压、眩晕症、多汗症、月经不调、遗尿、神经衰弱、癔症等。

（4）过敏及变态反应性疾病。如荨麻疹、哮喘、过敏性鼻炎、过敏性结肠炎、过敏性紫癜等。

（5）内分泌代谢紊乱性疾病。如甲状腺功能亢进或低下、糖尿病、肥胖症、围绝经期综合征等。

（6）其他。耳穴疗法可用于催乳、催产，预防和治疗输血、输液反应，还可用于美容、戒烟、戒毒、延缓衰老、预防保健等。

三、选穴原则

（1）按相应部位选穴。即选用与病变部位相对应的耳穴，如胃病取胃穴、痤疮取面颊穴等。

（2）按中医理论选穴。根据"肺主皮毛"的理论，皮肤病可选肺穴；"心与小肠相表里"，心律不齐可选用小肠穴；"肝开窍于目"，目赤肿痛可选肝穴等。

（3）按经络辨证选穴。根据十二经脉循行和其病候取穴。如坐骨神经痛取膀胱或胰胆穴，牙痛取大肠穴。

（4）按西医理论选穴。耳穴中一些穴名是根据西医理论命名的，如交感、肾上腺、内分泌等。这些穴位的功能基本与西医理论一致，选穴时应予以考虑。如月经不调选内分泌穴，炎性疾病取肾上腺穴。

（5）按临床经验选穴。临床实践发现有些耳穴具有治疗本部位以外疾病的作用，如目赤肿痛用耳尖穴等。

四、操作方法

耳穴疗法所使用的刺激方法较多，临床常用的方法主要有以下几种。

1. 毫针刺法

（1）进针和行针。患者一般采用坐位，但年老体弱、病重或精神紧张者宜采用卧位。针具选用 26～30 号 0.3～0.5 寸的不锈钢毫针，针刺前必须以 0.5%～1% 碘伏严格消毒耳穴，进针时，医者押手固定耳郭，刺手拇、食二指持针，用快速插入的速刺法或慢慢捻入的慢刺法进针。针刺深度以 0.1～0.3 cm 为宜，可刺入皮下或软骨浅层。进针后，若局部针感强烈，患者症状往往有即刻减轻感；若局部无针感，应调整针刺的方向、深度和角度，或以捻转法行针，刺激强度和手法依患者病情、体质、证型、耐受度等综合考虑。

（2）留针和出针。得气后一般留针 20～30 分钟，慢性病、疼痛性疾病留针时间适当延长，可留针 1～2 小时或更长。留针期间，可间隔 10～15 分钟行针 1 次。出针时，医者一手固定耳郭，另一手将针拔出，再用无菌干棉球或棉签按压针孔，防止出血。

2. 埋针法

埋针法是将揿钉型皮内针埋入耳穴以防治疾病的方法，主要用于慢性疾病和疼痛性疾病，其刺激持续时间长，有巩固疗效和防止复发的作用。

操作时，耳穴常规消毒后，医者押手固定耳郭，刺手用镊子或止血钳夹住揿钉型皮内针针柄，轻轻将其刺入所选耳穴，再用医用胶布固定并适度按压。一般选用患侧耳郭，必要时双耳同时埋针。每次留针 1～3 日，留针期间嘱患者每日自行按压 3 次。起针时应再次消毒埋针部位。

3. 耳穴压丸法

耳穴压丸法是使用丸状物贴压耳穴以防治疾病的方法。此法能持续刺激穴位，疼痛轻微，无不良反应，是目前最常用的方法。临床上广泛使用的压丸材料是王不留行籽和磁珠。

操作时，将压丸贴附在 0.6 cm×0.6 cm 大小的医用胶布中央，对耳郭常规消毒，医者一手固定耳郭，另一手用镊子夹住胶布，贴敷在选用的耳穴上，并适度按揉。一般宜留置 3～5 天，根据病情嘱患者定时按揉。刺激强度视患者情况而定，一般儿童、孕妇、年老体弱、神经衰弱者，用轻刺激，急性疼痛性病证宜用强刺激。

4. 刺血法

刺血法是用针具点刺耳穴出血以防治疾病的方法。常用于头面部炎性疾病和疼痛性疾病，有清热解毒、行气活血的作用。

刺血前应按摩耳郭使针刺部位充血，常规消毒。操作时医者押手固定耳郭，刺手持针点刺耳穴，挤压使之适量出血。施术后用无菌干棉球或棉签压迫止血，止血后再次消毒刺血处。

5. 穴位注射法

穴位注射法是将微量药物注入耳穴的治疗方法。一般使用 1 mL 注射器和 26 号注射针头，依病情选用相应的药物和耳穴。操作时，押手固定耳郭，刺手持注射器刺入已消毒的耳穴皮内或皮下，缓缓推入 0.1～0.3 mL 药物，耳郭可有痛、胀、红、热等反应。注射完毕后，用无菌干棉球轻轻按压针孔。

五、注意事项

（1）严格消毒，预防感染。耳郭冻伤和有炎症的部位禁针。若见针口发红，病人又觉耳部胀痛，可能有轻度感染，应及时用安尔碘涂擦消毒，防止化脓性软骨膜炎的发生。

（2）有习惯性流产史的孕妇禁用；对年老体弱的高血压、动脉硬化病人，尽量选用耳穴贴压，如需耳穴针刺，针刺前后应适当休息。

（3）耳针亦可发生晕针，需注意预防处理。

（4）湿热天气，耳穴压丸、埋针留置时间不宜过长，耳穴压丸宜 3～5 日，耳穴埋针宜 1～3 日。对普通胶布过敏者宜改用脱敏胶布。

（5）对于扭伤及肢体活动障碍的患者，进针后待耳郭充血发热后，宜嘱其适当活动患部，或在患部按摩、加灸等，可增强疗效。

第十二节　穴位贴敷疗法

穴位贴敷疗法是依据中医学的经络学说，将药物贴敷于穴位，通过药物和腧穴的共同作用以防治疾病的一种外治方法，属于灸法的延伸。若使用某些带有刺激性的药物贴敷穴位，引起局部发疱化脓如"灸疮"，则又称为"天灸"或"自灸"，现代也称发疱疗法。

一、贴敷药物

临床上有效的汤剂、丸剂，一般都可以熬膏或研末用作穴位贴敷。因给药途径不同，与内服药相比，贴敷用药还具有以下特点：

（1）常用通经走窜、开窍活络之品，以引领诸药开结行滞，直达病所，祛邪外出。常用的药物有麝香、冰片、丁香、花椒、白芥子、乳香、没药、肉桂、细辛、白芷、姜、蒜、葱等。

（2）多选气味俱厚、力猛有毒之品，一则易透入皮肤起到由外达内之效；二则气味俱厚之品经皮透入，对穴位局部起到针灸样刺激作用；三则是所含芳香性物质，能促进药物的透皮吸收，起到皮肤渗透促进剂的作用。常用药物如生南星、生半夏、生川乌、斑蝥等。

（3）选择适当溶剂，调和药性或熬膏使用。常用的溶剂有水、白酒或黄酒、醋、姜汁、蜂蜜、蛋清、凡士林等。此外，还可针对病情，选用药物的浸剂作溶剂。

二、操作方法

1. 选穴处方

（1）近部取穴。选择离病变局部最近、最直接的相应穴位敷贴。

（2）阿是穴。阿是穴是指病变的局部或内脏病理现象在体表的反应区，也称病理反应穴。

（3）经验效穴。如定喘、肺俞、风门等穴可用于治疗咳嗽、哮喘；神阙、足三里可用于治肠炎、痢疾、腹胀、腹痛等。

（4）远端取穴。根据上下相引的原则，上病下取，下病取上，如鼻衄、口疮取涌泉，脱肛取百会穴等。

（5）辨证取穴。根据疾病证型辨证取穴，如痰湿咳嗽取丰隆，肾虚腰痛取肾俞等。

2. 贴敷方法

（1）贴法。将已制好的药物直接贴压于穴位，然后外裹胶布粘贴；或先将药物置于胶布粘面正中，再对准腧穴进行粘贴。

（2）敷法。将已制备好的药物，直接敷在穴位上，外覆塑料薄膜，并外盖纱布，医用胶布固定即可。

（3）填法。将药膏或药粉填于脐中，外敷纱布，再以医用胶布固定。

（4）熨贴法。将熨贴剂加热，趁热外敷于穴位。或先将熨贴剂贴敷于穴位上，再以艾火或其他热源温熨药物。

穴位贴敷部位皮肤出现色素沉着、潮红、微痒、烧灼感、疼痛、轻微红肿、轻度水疱，皆属于正常反应。

三、贴敷时间

根据疾病种类、药物特性以及身体状况而确定贴敷时间。一般老年、儿童、病轻、体质偏虚者贴敷时间宜短，出现皮肤过敏如瘙痒、疼痛者应即刻取下。刺激小的药物每次贴敷 4～8 小时，可每隔 1～3 天贴敷 1 次；刺激性大的药物，如蒜泥、白芥子等，应视患者的反应和发泡程度确定贴敷时间，约数分钟至数小时不等（多在 1～3 小时）；如需再贴敷，应待局部皮肤基本恢复正常后再敷药，或改用其他有效腧穴交替贴敷。

敷脐疗法每次贴敷的时间宜3～24 小时，隔日 1 次，所选药物不应为刺激性大及发泡之品。

冬病夏治腧穴贴敷时间为每年夏季的初伏到末伏，一般每 10 天贴 1 次，每次贴 3～4 小时，连续 3 年为 1 个疗程。

四、适用范围

本疗法适用范围较为广泛，主要用于慢性病的治疗，也可治疗某些急性病，如哮喘、咳嗽、腹痛、面瘫、便秘、小儿咳嗽、小儿哮喘、小儿泄泻、腰腿痛、鼻炎、遗精、阳痿、痛经、月经不调等。贴敷疗法还常用于治未病。

五、注意事项

（1）久病、体弱、消瘦，有严重心、肝、肾功能障碍者以及孕妇、幼儿慎用毒性药物。

（2）注意贴敷物的温度，避免因膏药过凉而粘贴不牢或因过热而烫伤皮肤。

（3）头面、关节、神经血管表浅处等部位不宜使用刺激性太强的药物，以免发泡遗留瘢痕，影响容貌或功能活动。

（4）贴敷药物后注意局部防水和观察贴敷皮肤反应。若出现范围较大、程度较重的皮肤红斑、水疱、瘙痒现象，应立即停药，进行对症处理；出现全身性皮肤过敏症状者，应及时到医院就诊。

（5）每次贴敷穴位不宜过多，用药量不宜过大，贴敷面积不宜过大，时间不宜过久，以免引起其他不良反应。

（6）过敏体质者不宜使用药物贴敷。

（7）孕妇使用药物贴敷时禁用麝香类影响胎儿发育的药物。

第二章

经方、名方临证运用

一、小青龙汤

【组成】

麻黄　白芍　细辛　炙甘草　桂枝　法半夏　五味子　干姜

【主治】

外感风寒，内停水饮。症见恶寒发热不渴、无汗、浮肿、身体疼重、胸痞、咳喘、脉浮等。

【方义体会】

小青龙汤是张仲景以动物命名的著名方剂之一，首见于《伤寒论》第40、41条："伤寒表不解，心下有水气，干呕，发热而咳，或渴，或利，或噎，或小便不利，少腹满，或喘者，小青龙汤主之；伤寒，心下有水气，咳而微喘，发热不渴，服汤已，渴者，此寒去欲解也，小青龙汤主之。"方中麻黄、桂枝相须为君药，发散风寒以解表邪，且麻黄又能宣发肺气而平喘咳，桂枝化气行水；白芍酸收，益阴养血，以制约麻、桂发汗太过；细辛、干姜、法半夏为臣药，温肺散寒，温阳化饮，燥湿化痰，和胃降气；五味子收敛肺气；炙甘草益气养胃，兼调和诸药。八味药相配，辛散温化，宣降有权，使肺气复舒。

【临床应用】

本方配伍体现了表里同治、外散风寒、内化寒饮的特点。笔者在临床中常将本方加减化裁用于治疗由于外寒里饮所致感冒、咳嗽、支气管炎、肺胀、水肿、痞满等证。

【医案】

初诊日期：2017－01－08　　　　　节气：小寒

姓名：陈××　　性别：男　　　年龄：72岁　　　民族：汉

婚否：已婚　　职业：退休　　居处环境：无特殊

主诉：反复咳嗽10余年，再发加重1周。

病史：患者平素喜抽烟喝酒，形体肥胖，有慢性支气管炎病史 10 余年，兼有肺气肿的表现，每到冬天咳喘常发作，缠绵难愈。近日因天气突然变冷，咳嗽不停，气喘，夜间更甚，咳嗽声重，痰多色白质稀，呈泡沫状，背部发凉，气急咽痒，难以平卧，纳眠差，夜尿多，大便溏。舌淡胖，边有齿印，苔白腻，脉轻按滑，重按无力。

西医诊断：慢性支气管炎。

中医诊断：咳嗽（寒饮伏肺）。

辨证分析：患者为年过七旬的男性，年老体弱，阳气虚衰；平日嗜烟酒，形体肥胖，痰湿聚于体内。当气候骤冷，引动内饮则咳喘不停，夜间更甚，痰多色白质稀，呈泡沫状；寒饮伏肺，肺卫失宣，则背部发凉，咳声重，气急咽痒，难以平卧；寒饮内停，碍于中焦，损伤脾阳，脾失温运，则纳差，大便溏；年老体弱，下元亏损，肾阳虚衰，膀胱气化失司，则夜尿频多。舌淡胖，边有齿印，苔白腻，脉轻按滑，重按无力均是寒饮伏肺之征。

治法：温肺散寒，祛饮化痰。

处方：小青龙汤加减（6 剂）。

炙麻黄 5 g	细辛 3 g	桂枝 10 g	炙甘草 10 g
白芥子 10 g	干姜 15 g	法半夏 10 g	紫苏子 10 g
莱菔子 15 g	葶苈子 15 g	五味子 10 g	桑螵蛸 10 g
益智仁 10 g	熟附子 10 g		

水煎服，日一剂。

二诊（01 - 08）：患者咳嗽气喘减轻，可以平卧，夜尿减少，原方去炙麻黄、葶苈子，加炙党参 30 g、炙黄芪 30 g，继续服用 6 剂。

三诊（01 - 22）：患者诸症均减轻，咯痰已明显减少，仍间有轻微咳嗽，上方去白芥子、莱菔子，加白术 15 g、茯苓 15 g、陈皮 10 g、苦杏仁 10 g、浙贝母 6 g、淫羊藿 15 g、补骨脂 10 g，继续服用 14 剂。

四诊（02 - 04）：患者咳喘症状基本缓解，背部发凉感消失，纳眠可，继续服用金匮肾气丸加参蛤散善后。嘱其少食肥甘厚腻，少食生冷寒凉之品，多晒太阳，增强体质，以防咳嗽复发。

按语：本例患者咳嗽病史比较长，肺脏功能已受损，宣降失司。肺为水之上源，主行水，久病则津液不布，水道不通，聚湿成痰饮。当阳气虚衰，复感风寒，则外寒引动内饮，肺气失宣，则咳喘频发，故予小青龙汤加减。本例患者初诊时咳喘甚，病情较急，予治标为主，方中麻黄、桂枝、细辛合用以发散风寒，止咳平喘；法半夏味辛，燥湿化痰，降逆止呕；五味子收敛肺气，防肺气耗散；干姜、炙甘草、细辛以温肺散寒化饮，体现了寒饮伏肺，非温不化的思想；葶苈子加白芥子、莱菔子、紫苏子三味即"三子养亲汤"，以增强温肺逐饮，化痰平喘之功；肾为水之下源，肾阳不足则气化失司，熟附子、桂枝温阳化气，加桑螵蛸、益智仁以温肾助阳缩尿。二诊时，患者咳嗽减轻，已能平卧，痰饮已减，当去炙麻黄、葶苈子，避免肺气耗散；加大量炙党参、炙黄芪，补中益气，培土生金。三诊时，患者诸症均减轻，当转方补益正气，治其根本。久咳肺脾俱虚，用炙党参、炙黄芪、白术、茯苓以健运脾气，培土以生金，气血生化有源，肺气得充，卫外之力增强，咳嗽少发。法半夏、陈皮、苦杏仁、浙贝母宣肃肺气，化痰止咳；淫羊藿、补骨脂加强温补肾阳之功。四诊时，患者喘咳症状解除，病情得以控制，但本病发生"根于肾，关于脾，出于肺"，故需服用金匮肾气丸加参蛤散以兼顾肺脾肾，扶正固本，以防咳嗽复发。

二、吴茱萸汤

【组成】

吴茱萸　人参　生姜　红枣

【主治】

（1）胃中虚寒，食谷欲吐，或胃脘作痛，吞酸嘈杂。

（2）厥阴头痛，干呕吐涎沫。

（3）少阴吐利，手足冷，烦躁欲死者。

【方义体会】

吴茱萸汤出自张仲景的《伤寒论》："食谷欲呕者，属阳明也。吴茱萸汤主之。得汤反剧者，属上焦也。""少阴病，吐利，手足厥冷，烦躁欲死者，吴茱萸汤主之。""干呕，吐涎沫，头痛者。吴茱萸汤主之。"《金匮要略》"呕而胸满者，茱萸汤主之。"原方由吴茱萸、人参、生姜、大枣四味药物组成。方中吴茱萸味辛苦而性热，归肝、脾、胃、肾经，既能温胃暖肝以祛寒，又善和胃降逆以止呕，一药而两擅其功，是为君药。重用生姜温胃散寒，降逆止呕，为臣药。吴茱萸与生姜相须为用，温降并行；人参、大枣并用，补益中气，与吴茱萸、生姜合用，使清阳得升，浊阴得降，是佐使之药。四药配伍，温中与降逆并施，寓补益于温降之中，共奏温中补虚，降逆止呕之功。

【临床应用】

现代常用于慢性胃炎、功能性呕吐、消化性溃疡、偏头痛、梅尼埃病等证属虚寒内盛、浊阴上逆者。

【医案】

初诊日期：2013－12－23　　　　　　　节气：冬至

姓名：张××　　性别：女　　　年龄：38 岁　　　民族：汉

婚否：已婚　　职业：美容师　　居处环境：无特殊

主诉：反复胃痛 3 年余，再发伴呕吐 1 天。

病史：患者平素喜食生冷水果，3 年前开始出现胃痛，外院胃镜检查提示，慢性胃炎，间断服用达喜、奥美拉唑肠溶片控制病情，胃痛反复发作。就诊前一天食用 500 g 葡萄后开始出现胃脘部疼痛，冷痛为主，伴呕吐涎沫，得温痛减，纳呆，无口干口苦，大便稀。体查：精神萎靡，形体消瘦，面色青，腹肌紧张，四肢逆冷，舌淡嫩，苔白腻，脉沉弦。

西医诊断：慢性胃炎急性发作。

中医诊断：胃脘痛（虚寒内盛，浊阴上逆）。

辨证分析：患者平素喜生冷，损伤脾阳，可见形体消瘦、纳差、大便溏，时处冬至，胃复受寒邪，失于和降，故见胃脘冷痛、呕吐，肝寒上犯于胃，则呕吐涎沫，阳气虚衰不能达四末，则手足逆冷。舌脉均为虚寒内盛之象。

治法：温中补虚，和胃降逆。

处方：吴茱萸汤加减（5 剂）。

吴茱萸 10 g　　　党参 15 g　　　大枣 15 g　　　生姜 5 片

法半夏 10 g　　　砂仁 10 g　　　丁香 15 g

水煎服，日一剂。

二诊（12－28）：胃痛呕吐缓解，自觉腹部畏寒，夜间睡眠中仍有流涎，四末冰凉，大便溏，原方去法半夏、丁香、生姜，加熟附子 10g（先煎）、白术 15 g、干姜 10 g，再服 7 剂。嘱忌生冷水果，规律饮食。

三诊（01－04）：精神好转，胃痛无再发，上症均明显缓解，夜间无流涎。守上方继续服用 1 个月，来电告知胃痛无再犯。

按语：患者平素虚寒，肝胃复受寒邪，导致虚寒内生，浊阴上逆诱发胃痛呕吐。此案中吴茱萸汤温中补虚，和胃降逆，对于寒饮所致的腹痛吐逆，笔者常加法半夏，取其与生姜相须为用，即小半夏汤，加强降逆止呕之功，并用砂仁、丁香加强温中行气，和胃止痛之功。二诊中，患者胃痛呕逆消失，考虑寒饮已去，阳气仍亏虚，原方减法半夏、生姜、丁香，合用附子理中丸，加强温中健脾之功。全方共达温阳补虚，健脾止泻，和胃降逆之效，药证相符，疗效明显。

三、大柴胡汤

【药物组成】

柴胡　黄芩　白芍　半夏　枳实　大黄　生姜　大枣

【主治】

少阳、阳明合病。症见往来寒热、胸胁苦满、呕不止、郁郁微烦、心下痞硬或心下满痛、大便不利或协热下利，舌苔黄，脉弦有力。

【方义体会】

大柴胡汤出自张仲景的《伤寒论》："太阳病，经过十余日，反二三下之，后四五日，柴胡证仍在者，先与小柴胡汤。呕不止，心下急，郁郁微烦者，为未解也，与大柴胡汤，下之则愈。""伤寒十余日，热结在里，复往来寒热者，与大柴胡汤。但结胸，无大热者，此为水结在胸胁也，但头微汗出者，大陷胸汤主之。""伤寒发热，汗出不解，心中痞硬，呕吐而下利者，大柴胡汤主之。""按之心下满痛者，此为实也，当下之，宜大柴胡汤。"原方由柴胡、黄芩、芍药、半夏、生姜、枳实、大枣、大黄8味药物组成。方中重用柴胡为君药。配臣药黄芩和解清热，以除少阳之邪；轻用大黄配枳实以内泻阳明热结，行气消痞，亦为臣药。芍药柔肝缓急止痛，与大黄相配可治腹中实痛，与枳实相伍可以理气和血，以除心下满痛；半夏和胃降逆，配伍生姜，以治呕逆不止，共为佐药。大枣与生姜相配，能和营卫而行津液，并调和脾胃，功兼佐使。总之，本方既不悖于少阳禁下的原则，又可和解少阳，内泻热结，使少阳与阳明合病得以双解，可谓一举两得。正如《医宗金鉴·删补名医方论》所说："斯方也，柴胡得生姜之倍，解半表之功捷；枳芍得大黄之少，攻半里之效徐，虽云下之，亦下中之和剂也。"

【临床应用】

本方为治疗少阳、阳明合病之方剂，以往来寒热、便秘腹痛、苔黄脉弦为主要辨证要点。现代常用于急性胆囊炎、急性胰腺炎、胆囊结石、急慢性胃炎、胃、十二指肠溃疡等，证属少阳、阳明合病者。

【医案】

初诊日期：2014 - 06 - 12　　　　　　节气：芒种

姓名：李×× 　　性别：男 　　　　年龄：28 岁 　　　民族：汉

婚否：未婚 　　　职业：职员 　　　居处环境：无特殊

主诉：胃痛半月。

病史：患者平素工作压力大，半月前与家人吵架后开始出现上腹部胀痛，嗳气反酸，饭后益甚，叹气后胀闷有所缓解，口干口苦，大便干结，两三日一行，眠差多梦，舌红苔黄燥，脉弦滑有力。

西医诊断：功能性消化不良。

中医诊断：胃脘痛（肝胆郁热，横逆犯胃）。

辨证分析：患者长期工作压力大，肝气郁结，久郁化热，可见口干口苦，上扰心神，则眠差多梦；热伤津，则大便干结；胆热犯胃可见胃痛，胃气上逆，则嗳气反酸；胃失通降，则大便不通；舌红苔黄燥，脉弦滑有力均为肝胆郁热，横逆犯胃之象。

治法：疏肝和胃，内泻热结。

处方：大柴胡汤加减（4 剂）。

柴胡 15 g	黄芩 10 g	白芍 10 g	法半夏 10 g
枳实 15 g	大黄 10g（后下）	大枣 10 g	生姜 3 片
海螵蛸 15 g	郁金 10 g	知母 10 g	

水煎服，日一剂。

二诊（06－16）：患者症状明显缓解，诉无明显不适，想继续调理，原方改大黄为制大黄，继服 5 剂，随访未见复发。

按语：此案中患者肝气郁结，久则诱发肝胆郁热，横逆犯胃，导致胃痛等不适。《伤寒论》载："伤寒发热，汗出不解，心中痞硬，呕吐而下利者，大柴胡汤主之。""按之心下满痛者，此为实也，当下之，宜大柴胡汤。"临床中，笔者见到心下满痛、心下痞硬，合并有大便干结者，常选用大柴胡汤加减治疗，方中柴胡、黄芩和解少阳；枳实、大黄内泻热结；白芍助柴胡、黄芩清肝胆之热，合枳实、大黄治腹中实痛；半夏和胃降浊以止呕逆；生姜、大枣既助半夏和胃止呕，又能调营卫而和诸药。本案中加用海螵蛸制酸止痛，郁金行气解郁，知母清热生津，全方共达疏肝和胃、内泻热结之效，使肝气得舒，郁热得清，胃气得降，腑气得通，诸症自除。

四、半夏泻心汤

【药物组成】

半夏 黄芩 干姜 人参 黄连 炙甘草 大枣

【主治】

胃气不和。症见心下痞满、干呕、肠鸣下利,舌苔薄黄而腻,脉弦数。

【方义体会】

半夏泻心汤出自东汉著名医家张仲景所撰《伤寒论》:"伤寒五六日,呕而发热者,柴胡汤证具,而以他药下之,柴胡证仍在者,复与柴胡汤。此虽已下之,不为逆,必蒸蒸而振,却发热汗出而解。若心下满而鞕痛者,此为结胸也,大陷胸汤主之。但满而不痛者,此为痞,柴胡不中与之,宜半夏泻心汤。"《金匮要略》"呕而肠鸣,心下痞者,半夏泻心汤主之。"半夏泻心汤由半夏、黄芩、黄连、炙甘草、干姜、人参、大枣7味药组成。方中重用半夏和胃降逆止呕,为全方之君药;黄芩、黄连苦寒泄热;干姜、半夏辛温散寒,寒热并用,辛开苦降;更佐人参、大枣、炙甘草补益脾胃,共达调和中焦脾胃升降之功。

【临床应用】

本方为少阳误下成痞所设,是辛开苦降、寒温并用、攻补兼施、调和脾胃的代表方剂。因其配伍精当、效专力宏,故后世广泛应用于各种消化系统疾病的治疗,如慢性胃炎、消化道溃疡、急性胃肠炎、胃肠功能紊乱等。

【医案】

初诊日期:2013 - 03 - 10   节气:惊蛰

姓名:许×× 性别:男   年龄:21岁   民族:汉

婚否:未婚 职业:学生   居处环境:无特殊

主诉:胃痛2周。

病史:患者平素瘦弱,2周前因饮食不慎后开始出现胃脘部疼痛,口服西药奥美拉唑无效,以剑突下胀闷为主,嘈杂泛酸,进食后加重,恶心欲呕,纳差,口干欲饮水,无口苦,肠鸣腹泻。舌红,苔黄腻,脉细数。

西医诊断:急性胃炎。

中医诊断:胃脘痛(寒热错杂,升降失调)。

辨证分析:患者平素瘦弱,脾胃虚弱,加上饮食不慎,饥饱失调,寒热不适均可伤伐胃气,气机升降失调而作胃痛。心下胀闷,食后加重,纳差为脾胃气虚不能运化的表现；中焦气机不舒，郁而化热，可见嘈杂泛酸，口干欲饮；气机升降失调则上见恶心欲呕，下见肠鸣下利。

治法：平调寒热，辛开苦降，散结除痞。

处方：半夏泻心汤加减（3剂）。

法半夏15 g	黄连5 g	黄芩10 g	干姜10 g
党参15 g	木香10 g	大枣15 g	炙甘草6 g

水煎服，日一剂。

二诊（03-13）：患者大喜，告知已无胃痛胃胀，无反酸嗳气，胃纳尚可，饭后稍有上腹部饱胀感，大便偏烂，原方去木香，加白术15 g、茯苓15 g，再予7剂，诸症痊愈，嘱平时忌生冷，规律饮食。

按语：患者平素脾胃虚弱，加上饮食不慎而引起寒热失调，气机痞塞。半夏泻心汤由法半夏、黄芩、黄连、炙甘草、干姜、人参、大枣7味药组成。方中重用法半夏和胃降逆止呕，为全方之君药；黄芩、黄连苦寒泄热；干姜、法半夏辛温散寒，寒热并用，辛开苦降；更佐人参、大枣、炙甘草补益脾胃，合而成方，使寒去热清，升降复常，则痞满可除，呕痢自愈。首诊，原方加上木香加强行气止痛、消胀之功；二诊时患者胀痛消失，笔者认为患者出现寒热错杂，气机升降失调的根源在于本身脾胃虚弱，正常人体，脾主升清，胃主降浊，故原方去木香，加上白术、茯苓健脾燥湿益气，使脾胃功能运转起来，诸症自愈。临床上，对于寒热错杂的胃痛患者，以此方化裁，每获良效。

五、麦门冬汤

【组成】

麦冬　半夏　人参　炙甘草　粳米　大枣

【主治】

肺痿。症见咳唾涎沫、气喘短气、咽干、口燥，舌干红少苔，脉虚数。

【方义体会】

麦门冬汤是东汉末年张仲景著名方剂之一，见于《金匮要略·肺痿肺痈咳嗽上气病脉证治第七》第10条："火逆上气，咽喉不利，止逆下气者，麦门冬汤主之。"本方主要针对虚热肺痿而设，此证多由肺脏久病或他病转化而来，热在上焦，消亡津液，阴虚生内热，津枯肺燥，清肃之令不行，脾胃上输之津液转从热化，煎熬而成涎沫，或因脾胃阴伤，不能上输于肺，肺失濡养，遂致肺叶枯萎。正如《金匮要略·肺痿肺痈咳嗽上气病脉证治第七》所说："热在上焦，因咳为肺痿，肺痿之病……或从汗出，或从呕吐，或从消渴，小便利数，或从便难，又被快药下利，重亡津液，故得之。"本方由麦冬、半夏、人参、甘草、粳米、大枣组成。张仲景原方重用麦冬（7 L）为君药，是其麦冬用量最大的方，在于润肺养胃，清虚火。人参为臣药，与大枣、粳米、甘草相配以益气健脾，培土生金，益气生津而润肺燥。方中还应用了少量半夏（1 L），在于和胃降逆、下气化痰。喻嘉言谓："此胃中津液干枯，虚火上炎之症，于大补中气大生津液的队伍中，增入半夏之辛温一味，其利咽下气，非半夏之功，实擅用半夏之功，古今未有之奇矣"。方中人参、半夏之燥性亦可由麦冬等制约；甘草调和诸药，全方润养肺胃生津液。

【临床应用】

笔者在临床运用中不局限于肺痿，本方经加减变化运用于因肺胃阴虚所致劳嗽不愈、胃虚呕吐、津枯噎膈、大病瘥后咽燥虚喘等证，效果良好。

【医案】

初诊日期：2016 – 10 – 11　　　　　　节气：寒露

姓名：叶××　　性别：男　　年龄：67 岁　　民族：汉

婚否：已婚　　职业：退休　　居处环境：无特殊

主诉：反复咳嗽 10 余年，加重 2 周。

病史：患者有慢性支气管病史 10 余年，平素时有咳嗽，2 周前患者感冒后出现咳嗽气喘，发热（38.5 ℃），至私人诊所静脉滴注抗生素治疗后热退，继续服用止咳平喘的中成药，咳嗽气喘未见明显好转。为求中医治疗就诊，现症见咳嗽气喘、咳吐痰涎、发热、纳少、呃逆、眠差、小便可、大便干，舌红少苔，脉虚数。

西医诊断：慢性支气管炎。

中医诊断：咳嗽（肺胃阴虚）。

辨证分析：患者有慢性支气管炎病史 10 余年，久咳耗伤肺胃之阴，阴液亏虚，内生虚热，虚火灼伤津液，使肺肃降乏力，肺气上逆，则咳嗽气喘；津液不布，则咳吐痰涎；肺燥津伤，咽喉失于润养，则声音嘶哑、口燥咽干；肺与大肠相表里，肺阴亏虚，不能下润大肠，则大便干；胃喜润恶燥，胃阴不足，胃气上逆则呃逆；舌红少苔，脉虚数均为阴虚的特征。综上分析可知该患者为肺胃阴虚，虚火灼津所致。

治法：清养肺胃，降逆下气。

处方：麦门冬汤加减（4 剂）。

麦冬 15 g	西洋参 10 g	大枣 3 枚	法半夏 5 g
天冬 15 g	苦杏仁 10 g	桑叶 10 g	玉竹 10 g
紫苏子 10 g	甘草 10 g		

水煎服，日一剂。

二诊（10 - 16）：患者咳嗽气喘、咳吐痰涎量减少，口燥咽干、声音嘶哑减轻，手足心发热稍退，但仍大便干结、努挣难下，舌红少苔，脉虚数。以上方加玄参 15 g、生地黄 15 g，继续服用 6 剂。

三诊（10 - 22）：患者咳嗽气喘、咳吐痰涎明显好转，精神焕发，声音洪亮，口燥咽干减轻，胃纳可，大便通畅，余诸症均消失，舌红少苔，脉虚数。继续服用二诊之方 10 剂以固疗效，并嘱其清淡饮食，少食温燥之品，可常服沙参、玉竹、百合等滋肺阴之物食补。

按语：麦门冬汤所治病在肺，源在胃，基本病机为胃主津液，胃津不足，内生虚热，虚火上炎，灼伤肺阴，肺肃降无权，气逆于上。本案患者咳嗽气喘，咳吐痰涎，纳少，呃逆，舌红少苔，脉虚数均为肺胃阴虚的典型表现，故予麦门冬汤加减治疗。方中麦冬、天冬、沙参、玉竹均归肺胃经，合用加强滋养肺胃之阴，润肺胃之燥；桑叶清肺热，润肺燥；苦杏仁、紫苏子止咳平喘化痰，兼润肠通便；法半夏化痰降气，其为温燥之品，与大量滋阴药相配，其燥性减而降逆存，又能开胃行津，使全方润燥相宜，滋而不腻，燥不伤津；西洋参气阴双补，与大枣、甘草相配以补益脾胃生津液，体现了培土生金之意；甘草调和诸药，共同起到清养肺胃，降逆下气之功。

六、当归四逆汤

【组成】
当归　桂枝　白芍　炙甘草　通草　红枣

【主治】
血虚受寒。症见手足厥冷，舌淡苔白，脉沉细或脉细欲绝。

【方义体会】
许宏《金镜内台方议》卷 7 载："阴血内虚，则不能荣于脉；阳气外虚，则不能温于四末，故手足厥寒、脉细欲绝也。故用当归为君，以补血；以芍药为臣，辅之而养营气；以桂枝、细辛之苦，以散寒温气为佐；以大枣、甘草之甘为使，而益其中，补其不足；以通草之淡，而通行其脉道与厥也。"当归四逆汤以散寒通脉立治。以桂枝汤去生姜加当归、细辛、通草而成。方中当归养血活血；桂枝、白芍调和营卫；细辛温经通末；通草通经通脉；更以大枣、甘草益中气、助营血，诸药配伍，温经散寒，养血通脉。

【临床应用】

临证凡见血虚寒滞、湿痹挛痛之证，皆可得治，如痛经、虚寒腹痛、寒疝腹痛、肢体疼痛麻木、脉管炎等。

【医案】

初诊日期：2017 - 07 - 18　　　　　　　节气：夏至

姓名：高×　　性别：女　　年龄：35 岁　　民族：汉

婚否：已婚　　职业：工人　　居处环境：无特殊

主诉：腰痛及双手指关节疼痛 3 年。

病史：缘患者生产后出现腰痛及双手指关节疼痛 3 年，平素易出汗，易感冒，四肢冰凉，周身不适，腰痛，双肩关节及手指关节疼痛，小便频，大便调。舌淡，苔薄白，脉沉。

西医诊断：腰痛查因。

中医诊断：腰痛（阴血内弱，脉行不利）。

辨证分析：患者产后气血亏虚，血行不畅，肢体脉络痹阻，发为本病。

治法：益气和血，散寒通脉

处方：当归四逆汤加减（6 剂）。

当归 10 g	桂枝 15 g	白芍 10 g	川芎 6 g
熟附子 15 g（先煎）	黄芪 30 g	大枣 10 g	炙甘草 10 g
细辛 3 g	鸡血藤 10 g	红花 5 g	续断 10 g
淫羊藿 15 g	木瓜 10 g		

水煎服，日一剂。

二诊（07 - 24）：自诉仍有腰痛，肢体冰凉好转，纳可，小便频，大便调，舌淡，苔薄白，脉沉。厥阴主肝为血室也，加熟地黄、山茱萸滋补肝肾，共6剂。

三诊（08 - 01）：腰痛减轻，守上方继续服用 2 周。服药后腰痛好转，肢体冰凉好转，肩部及手指关节疼痛明显减轻。

按语：当归四逆汤来源于《伤寒论·辨厥阴病脉证并治》："手足厥寒，脉细欲绝者，当归四逆汤主之"。方中当归甘辛温，补血活血，血虚、血瘀皆可用，是滋补肝血之要药；桂枝辛甘温，宣通阳气，可祛经脉中客留之寒邪；白芍苦酸微寒，养血舒筋，具有养血平肝，止痛之效；细辛辛温，温经散寒，既可外温经脉，又可内通脏腑以散寒邪；甘草、大枣甘平，益气健脾，补中不足。当归配桂枝，温通血脉；当归配白芍荣养血络；桂枝配细辛温经散寒，有和厥阴以散寒邪之功，调营卫以通阳气之效。配以熟附子温阳，红花通络止痛，随症加减，收效甚良。

七、当归芍药散

【组成】
当归　白芍　川芎　白术　茯苓　泽泻
【主治】
妇人妊娠肝脾不和的腹痛。症见腹中拘急、绵绵作痛、小便不利、足跗浮肿等。
【方义体会】
当归芍药散出自张仲景《金匮要略》："妇人腹中诸疾痛，当归芍药散主之。""妇人怀妊，腹中疗痛，当归芍药散主之。"当归芍药散由当归、白芍、茯苓、白术、泽泻、川芎6味药物组成。方中当归、白芍、川芎和血、养血、活血，以补肝虚；白术、茯苓、泽泻燥湿、渗湿、利湿，以健脾气。全方共达和血柔肝，健脾祛湿之功。

【临床应用】
现代临床多用于治疗妇女痛经、慢性盆腔炎、慢性肾炎、习惯性流产、妊娠腹痛、慢性胃肠炎等病证属肝脾不和，内有湿浊者。
【医案】
初诊日期：2013 - 04 - 15　　　　　　节气：清明
姓名：夏××　　性别：女　　　　年龄：42 岁　　　民族：汉
婚否：已婚　　职业：家庭主妇　　居处环境：无特殊
主诉：反复胃痛 1 年余，再发 2 日。
病史：患者平素多愁善感，有慢性胃炎病史 1 年余，2 日前因工作不顺心后胃痛再发，上腹部连及双胁胀闷、隐痛为主，按之痛减，时欲太息，食欲不振，大便干稀不调，平时月经量少，月经期间头晕。舌淡，苔白，脉弦细。
西医诊断：慢性胃炎。
中医诊断：胃脘痛（肝脾不调，内有湿浊）。
辨证分析：患者情志不遂，久郁伤肝，故上腹部连及双胁胀闷，时欲太息；肝失疏泄导致脾失健运；气血生化不足则月经量少；清阳不升则头晕；水湿内生则食欲不振、大便干稀不调。舌淡，苔白，脉弦细为肝脾不调，内有湿浊之象。

治法：疏肝和血，健脾祛湿。

处方：当归芍药散加减（5 剂）。

当归 10 g   白芍 20 g   川芎 6 g   白术 15 g

茯苓 10 g   泽泻 10 g   柴胡 10 g   黄芪 15 g

水煎服，日一剂。

二诊（04 - 20）：患者胃痛明显好转，自觉精力较前旺盛，药证相符，守上方继续服用 1 月，患者来电告知胃痛再无发作，月经基本正常，无头晕等不适。

按语：本案中患者由于血虚肝郁，木横克土，导致脾胃虚弱，肝脾不调而致胃痛。笔者分析，当归芍药散可以理解为四物、四君合方之加减，除双补气血之外，兼有舒肝祛湿之功效。本患者时有头晕，月经量少，舌淡苔白，气血不足之证具；反复上腹部及胁肋部胀闷，与情志相关，且脉弦细，考虑肝气不疏；肝郁克脾，食欲不振，大便干稀不调，诸多考虑，遂用当归芍药散为主，加柴胡加强疏肝解郁之效，黄芪益气，全方共达和血柔肝，健脾祛湿之效。

八、柴胡加龙骨牡蛎汤

【组成】

柴胡　龙骨　黄芩　生姜　人参　桂枝　茯苓　半夏　大黄　牡蛎　大枣

【主治】

伤寒往来寒热。症见胸胁苦满、小便不利、烦躁惊狂不安、时有谵语、身难以转侧。

【方义体会】

柴胡加龙骨牡蛎汤载于《伤寒论》107 条："伤寒八九日，下之，胸满烦惊，小便不利，谵语，一身尽重，不可转侧者，柴胡加龙骨牡蛎汤主之。"证因表证误下，邪气内陷，少阳失和，三焦不畅，心胆不宁，邪气弥漫，以虚实互见为特点。本方中柴胡、黄芩寒凉以和解郁热；桂枝辛温以通心阳，引阳入阴；龙骨、牡蛎重镇安神，以治烦躁惊狂；半夏、生姜辛温和胃降逆；大黄苦寒泻里热，和胃气；茯苓安心神，利小便；党参、大枣益气养营和胃。全方共成扶正祛邪、寒热并用之剂，共收和解清热，通阳镇惊安神之功。

【临床应用】

历代医家认为柴胡加龙骨牡蛎汤能调和阴阳、宣畅化郁、引阳入阴，现代多用于治疗失眠、精神分裂症、神经症、焦虑症等。

【医案】

姓名：陶×× 　　性别：女 　　年龄：48 岁 　　民族：汉

婚否：已婚 　　职业：工人 　　居处环境：无特殊

主诉：反复失眠 10 年余。

病史：患者 10 余年前开始出现反复失眠，近年来症状加重，不欲寐，难以入睡，甚则彻夜不眠，心烦，易怒，口苦，纳可，小便调，大便质稍干。自服"舒乐安定"可入睡，但因近 1 月服用安定已不见效，患者恐其副作用，故来诊要求服中药。舌红，苔薄黄，脉弦。

中医诊断：不寐（郁热在里，上扰心神）。

辨证分析：患者情志不畅，郁热在里，故见心烦，易怒；郁热在里化热，扰动心神，神不安则不寐，故治以和解少阳，通阳泄热，重镇安神。

治法：和解少阳，通阳泄热，重镇安神。

处方：柴胡加龙骨牡蛎汤加成（6 剂）。

柴胡 10 g 　　桂枝 10 g 　　龙骨（先煎）30 g 　　牡蛎（先煎）30 g

法半夏 10 g 　　黄芩 10 g 　　珍珠母（先煎）30 g 　　大枣 10 g

炙甘草 10 g 　　郁金 10 g 　　党参 30 g 　　　　　　大黄（后下）10 g

水煎服，日一剂。

嘱其慎起居，调情志，保持乐观情绪，禁辛辣煎炸饮食。

二诊：服药后有睡意，但仍难入睡，原方加首乌藤 30 g，钩藤 15 g，清热养心安神，续服 7 剂。

三诊：服药后夜寐好转，每夜可睡 2 ～ 3 小时，汗多，白天为主，活动后更加明显，上方加浮小麦 40 g，续服 7 剂后，可睡 4 ～ 5 小时；后以该方近数十剂调理，每晚可连续睡眠 5 个小时左右，患者无所苦。

按语：本案患者病史较长，而且病情较重，其反复失眠长达 10 余年，经常彻夜难眠，结合其口苦、心烦、大便干等伴随症状，也可以判定为肝经郁火扰动心神，确是柴胡加龙骨牡蛎汤证无疑。笔者去原方辛散之生姜，加解郁清心之郁金一味，其余基本为原方。患者服用 1 周后复诊，自觉有睡意，提示药证相合，但是患者仍然难以入睡。考虑患者病史较长，心神受扰而难免受损，在疏泄肝经郁火基础上单纯以重镇安神仍药力有所不及，故在初诊之原方基础上再加首乌藤，其味甘、微苦，性平，归心、肝经，具有能养心安神之功，与重镇安神之龙骨、牡蛎共用以改善睡眠；并再加一味钩藤，其味甘苦，性微寒，归于肝经和心经，具有清热平肝之功，故取其以助全方疏泄肝经郁滞火邪之功。

三诊时患者诉困扰其多年之失眠现治疗后有所改善，能每晚睡眠数个小时，但较自己往时和周围人情况明显出现自汗。考虑该方为疏泄肝经郁火之方，出现自汗症状一定程度上是药物因素，为避免疏泄太过，再于二诊基础上加用浮小麦40 g。笔者重用该药取其收敛心经浮越之阳以敛汗之意，此即以柴胡加龙骨牡蛎汤借少阳枢机转出于太阳，从兹收安内攘外之功矣，患者连续服用数十剂后，睡眠改善，诸症皆除。

历代医家认为柴胡加龙骨牡蛎汤主治气郁化火型失眠，能调和阴阳、宣畅化郁、助阳入阴。现代医学从生理机制方面认为，柴胡加龙骨牡蛎汤被证明能调节下丘脑-垂体-肾上腺轴及大脑单胺类神经递质，并对抑郁和焦虑行为均具调节作用。本方中柴胡、桂枝、黄芩、郁金和里解外清热；龙骨、牡蛎、珍珠母重镇安神，以治烦躁惊狂；法半夏、生姜和胃降逆；大黄泻里热，和胃气；茯苓安心神，利小便；党参、大枣益气养营，扶正祛邪。上药共成和解清热，镇惊安神之功。《绛雪园古方选注》解说其方义："邪来错杂不一，药亦错杂不一以治之。柴胡引升阳药升阳；大黄领阴药就阴；人参、炙草助阳明之神明，即所以益心虚也；茯苓、半夏、生姜启少阳三焦之枢机，即所以通心机也；龙骨、牡蛎入阴摄神，镇东方甲木之魂，即所以镇心惊也；龙、牡顽纯之质，佐桂枝即灵；邪入烦惊，痰气固结于阴分，用铅丹即坠。至于心经浮越之邪，借少阳枢转出于太阳，即从兹收安内攘外之功矣。"

因为柴胡加龙骨牡蛎汤是在少阳经的主方小柴胡汤基础上加味而成，所以历代医家多将本方用于神志异常类疾病。《餐英馆疗治杂话》云："此方用于痫症及癫狂，屡屡得效。当今之病人，气郁与肝郁者十有七八。肝郁者，为痫症之渐，妇人肝郁与痫症尤多。"少阳经主三焦及胆腑，《素问·灵兰秘典论》云："胆者，中正之官，决断出焉。"《素问·六节藏象论》云："凡十一脏，取决于胆也。"可见胆腑与情志变化和各脏腑有密切关系。少阳枢机不利容易阻滞气机，影响人的情绪。而以上患者均或多或少兼有情绪方面的问题，而情绪不畅易引起肝气失调，气机郁滞，久而化热，扰乱心神，从而出现一系列症状，且多以自觉症状为主，诸如烦躁易怒、容易惊悸、平素易受情绪影响、对气温变化的反应敏感、口苦、胸闷不适、夜寐差等。柴胡加龙骨牡蛎汤和解少阳、调畅气机、重镇安神之能恰好中此病机。

在《伤寒论》原文对于小柴胡汤的使用明确指出"但见一证便是，不必悉具"。笔者认为柴胡加龙骨牡蛎汤乃是由小柴胡汤化裁而来，因此，对于失眠患者若伴有口苦、心烦、耳鸣、胁肋胀闷疼痛等肝胆经气不利郁而化火之征象者，也可以"但见一证便是，不必悉具"而临证化裁使用。该方药简而效宏，笔者在临床中亦多运用于痉证、脑鸣、颤证、头痛等多种神经科疾病，同样效果显著，如合并更年期症状者可随证加用甘麦大枣汤、百合汤或二仙汤，合并心中懊恼者可加用栀子豉汤，合并气血不足者可加用归脾汤，等等。另外，考虑铅丹有小毒，常以磁石或珍珠母代替，亦有异曲同工之妙。临床所见患者症状也不尽相同，如大便不干结，一般也不用大黄，或改用制大黄，取其清里而不取泻下，或用黄连代；如表证偏重，汗出恶寒较甚，一般加白芍、甘草，以加强其和营解表之力，并成为柴胡加龙骨牡蛎汤和桂枝加龙骨牡蛎汤的合方；患者如以失眠为主症，且重镇之药改善不明显，宜加酸枣仁、夜交藤等，以加强其养心安神的作用。

九、补阳还五汤

【组成】

黄芪　当归尾　赤芍　地龙　川芎　红花　桃仁

【主治】

中风之气虚血瘀证。症见半身不遂、口眼㖞斜、语言謇涩、口角流涎、小便频数或遗尿失禁，舌暗淡，苔白，脉缓无力。

【方义体会】

补阳还五汤方出自清代之著名医家王清任所著《医林改错》。方中重用生黄芪，以大补脾胃之元气，从而令气旺则血行，瘀去则络通，补气而不伤正，并助诸药之力，是为君药。当归尾长于活血，且有化瘀而不伤血之妙用，益血和营，使阴生阳长，气旺血生，是为臣药。桃仁、川芎、赤芍、红花用于助当归尾活血祛瘀，地龙通经活络，五药均为佐药。该方配伍特点为足量的补气药与适量的活血药相配伍，则气旺血行，且活血而不伤正，能使亏损之气得以补还，因虚致瘀之血得以行走，共奏补气活血通络之功效。

【临床应用】

目前临床多用于治疗证属气虚血瘀所致的中风后遗症、痴呆、面瘫、椎-基底动脉供血不足所致的头晕头痛、周围神经病变所致的麻木、乏力等。

【医案】

初诊日期：2016-12-09　　　　　　节气：大雪

姓名：钱×　　　　性别：男　　　　年龄：69岁　　民族：汉

婚否：已婚　　　职业：退休工人　　居处环境：无特殊

主诉：右侧肢体乏力半年，伴头痛5月。

病史：患者半年前突发右侧肢体乏力及言语不利，当时在笔者医院住院治疗，行头颅CT诊断为"左侧额叶脑梗死"。经治疗患者仍右侧肢体活动不灵，行走不稳，言语不利，近5月反复头痛，每逢天气变化或天气寒冷时头痛发作，以左侧头痛为主，头痛部位较为固定。睡眠差，纳可，大便每日1次，质偏稀。体格检查：血压130/72 mmHg，神清，右侧肢体肌力Ⅲ级，右侧肌张力增高，右侧巴氏征（+），舌淡苔白，舌体可见少许瘀点，脉沉细弱。

西医诊断：脑梗死。

中医诊断：中风-中经络（气虚血瘀）。

辨证分析：患者年老体弱，气血亏损，半年前突发脑梗死，考虑气虚血瘀，瘀血阻滞脑络。每逢天气变化或天气寒冷时头痛发作，痛处固定，是因寒气侵袭，寒凝收引，瘀血症状在天气变化时进一步加重。舌淡苔白，舌体可见少许瘀点，脉沉细弱，显示此证为气虚血瘀所致。

治法：益气活血通络。

处方：补阳还五汤加减（7剂）。

黄芪30 g　　　　太子参30 g　　　地龙10 g　　　石菖蒲10 g

川芎15 g　　　　赤芍15 g　　　　桃仁15 g　　　僵蚕10 g

当归尾15 g　　　红花10 g　　　　炙甘草6 g

水煎服，日一剂。

二诊（12-16）：患者头痛消失，可由旁人搀扶行走，少寐多梦，大便稀，每日3～4行。舌淡苔白，脉细。原方加法半夏15 g、白术10 g、炒酸枣仁15 g、夜交藤30 g、泽泻20 g。每日1剂，并配合针灸治疗，随诊加减药味续服21剂，患者症状明显好转，生活能简单自理。

按语：本病当属中医学"中风—中经络"范畴，证属气虚血瘀。缘患者年老体弱，气血亏损，脑脉失养。气虚则运血无力，血流不畅，而致脑脉瘀滞不通而发病。本例证属由气虚血瘀、痰蒙清窍、脉络不畅而致中风中经络。笔者用补阳还五汤加减益气活血通络、豁痰开窍，并配合针灸治疗而取效。

本方由大剂量黄芪为君，以当归尾、地龙、桃仁、红花、川芎、赤芍为臣佐。方中重剂量使用黄芪作为君药，补充精气，大益元气，气充血行，瘀血散去，通畅经络；臣药当归尾活血，不伤血脉通经络；桃仁、红花、川芎、赤芍协助当归尾共同散瘀血，通经脉；地龙乃活血上品，性本善走，力大功专，周行全身，为佐药。并用太子参益气养阴，僵蚕、石菖蒲豁痰开窍。本方通补兼施、益气活血，其有"内补助气壮筋骨，长肉补血，破癥瘀"的功效，对气滞血瘀脑病有明显改善作用。二诊时少寐多梦，加安神之品，并加法半夏、白术健脾燥湿。

十、黄芪桂枝五物汤

【组成】
黄芪　桂枝　芍药　生姜　大枣
【主治】
阳气不足、血行不畅，兼以外感风邪，以肌肉麻木为特征之血痹证。
【方义体会】
《金匮要略》载："血痹，阴阳俱微，寸口关上微，尺中小紧，外证身体不仁，如风痹状，黄芪桂枝五物汤主之。"方中以黄芪为君，甘温益气，补在表之卫气。桂枝散风寒而温经通痹，与黄芪配伍，益气温阳，和血通经；桂枝得黄芪益气而振奋卫阳，黄芪得桂枝，固表而不留邪；芍药养血和营而通痹，与桂枝合用，调营卫而和表里，两药为臣。生姜辛温，疏散风邪，以助桂枝之力；大枣甘温，养血益气，以资黄芪、芍药之功；与生姜为伍，又能和营卫，调诸药，以为佐使。诸药合用以益气和营。
【临床应用】
临床多用于治疗气虚营弱所致的汗证、瘾疹、发热、虚人感冒、心悸等症。
【医案】
初诊日期：2017 - 04 - 18　　　　　　节气：清明
姓名：孔××　　性别：女　　　年龄：40 岁　　民族：汉

婚否：已婚　　　职业：工人　　　居处环境：无特殊

主诉：双手麻木、紧绷感 1 年余。

病史：患者 1 年前受凉后出现双手麻木、紧绷感，无肿胀，膝关节畏寒，颈肩酸感，胸前区稍有不适，无胸闷或胸痛，纳可，二便调，舌暗，苔薄白，脉滑。

西医诊断：颈椎病。

中医诊断：痹证（阳气亏虚，脉络痹阻）。

辨证分析：患者久病，素体阳气亏虚，血行不畅，肢体脉络痹阻，发为本病。

治法：益气温经，和血通痹。

处方：黄芪桂枝五物汤加减（6 剂）。

黄芪 30 g	桂枝 10 g	白芍 10 g	葛根 40 g
白芷 15 g	川芎 10 g	淫羊藿 15 g	白术 15 g
炙甘草 10 g	大枣 10 g	益母草 15 g	法半夏 10 g

水煎服，日一剂。

二诊：自诉仍有双手麻木，右手为甚，膝关节畏寒减，颈肩酸感，时有胃脘部、腰部不适，纳可，二便调，舌暗红，苔薄白，脉滑。

处方（6 剂）：

桂枝 10 g	葛根 40 g	白芷 15 g	川芎 5 g
淫羊藿 15 g	黄芪 30 g	白芍 10 g	炙甘草 10 g
大枣 10 g	知母 10 g	生地黄 10 g	制川乌 6g（先煎）

制草乌 6g（先煎）

水煎服，日一剂。

三诊：服药后腰痛好转，咽干、双手麻木减轻，无绷紧感，颈肩酸痛好转，膝关节畏寒减，纳可，舌暗红，苔白，脉滑。

按语：本例患者以黄芪桂枝五物汤加味，以正气不足为本，在此认识的基础上，强调黄芪、桂枝补益正气、温阳固表的作用，配伍大量活血化瘀药。本方强调标本兼顾，扶正不留瘀，祛邪不伤正，使风湿得解，气血得行，瘀祛络通，湿祛筋舒，则经脉通利，肌肤筋骨得养，痹证可愈。寒性收引，加用白芷、淫羊藿、制川乌、制草乌等品温经散寒，通络止痛，随症加减，收效甚良。

十一、小陷胸汤

【组成】

黄连　半夏　瓜蒌

【主治】

痰热互结之结胸证。症见胸脘痞闷，按之则痛，或心胸闷痛，或咳痰黄稠，舌红苔黄腻。

【方义体会】

小陷胸汤方见于《伤寒论》太阳病篇 138 条："小结胸病，正在心下，按之则痛，脉浮滑者，小陷胸汤主之。"心下，言其病位；浮滑脉主痰热，言其性质；按之则痛，为痰热结滞，陷于胸脘，气机不得升降宣通之故。原方由黄连、半夏、瓜蒌 3 味药物组成。方中瓜蒌清热涤痰，宽胸散结，为君药；黄连苦寒泄热，与瓜蒌合用则清热化痰之力倍增，为臣药；半夏祛痰降逆，开结消痞，为佐药。半夏与黄连合用，辛开苦降，既能清热化痰，又能开郁除痞。全方配伍精当，共奏清热化痰，宽胸散结之效。

【临床应用】

现代常用于治疗心血管、呼吸、消化系统疾病，证属痰热互结者，疗效显著。

【医案】

初诊日期：2012 - 06 - 15　　　　　　　节气：夏至

姓名：刘×　　　性别：男　　　年龄：47 岁　　　民族：汉

婚否：已婚　　　职业：工人　　　居处环境：无特殊

主诉：胃痛 3 日。

病史：患者平素嗜烟酒，3 日前无明显诱因下开始出现胃脘部疼痛，剑突下硬结，痛处拒按，反酸嗳气，进食后呕吐，口干欲饮冷水，失眠多梦，大便干结，小便调，舌红，苔黄偏腻，脉滑数。

西医诊断：急性胃炎。

中医诊断：胃脘痛（痰热互结）。

辨证分析：患者平素嗜烟酒，痰热素盛，停于胃腑伤津耗液为先，可见口干欲饮冷水，大便干结；痰热互结胸脘，气郁不通，故心下硬结痞闷，拒按，按之则痛；气机失调，胃失和降，可见反酸嗳气，进食呕吐；痰热扰神可见失眠多梦，舌红；苔黄偏腻，脉滑数均为痰热内蕴之象。

治法：清热化痰，散结止痛。

处方：小陷胸汤加减（4剂）。

法半夏15 g　　黄连10 g　　　　　　瓜蒌30 g　　　桔梗10 g

枳实10 g　　　大黄10 g（后下）

水煎服，日一剂。

二诊（06-20）：患者诉已无胃痛，胃口尚可，二便通畅，睡眠好转，要求继续服药善后。原方减大黄，加茯苓15 g、陈皮10 g，再予7剂，嘱平时忌肥甘厚腻，适当减少烟酒，规律饮食。后续随访，无再复发。

按语：患者平素嗜烟酒，痰热素盛，痰热结滞，陷于胸脘，气机不得升降而致本病。小陷胸汤由黄连、半夏、瓜蒌3味药组成。方中瓜蒌清热涤痰，宽胸散结；黄连苦寒泄热；半夏祛痰降逆，开结消痞，半夏与黄连合用，辛开苦降，既能清热化痰，又能开郁除痞。原方加上桔梗、枳实宣上通下，理气化痰，加强宽胸理气之功；大黄导热下行。二诊时患者病情好转，大便通畅，笔者认为，患者胃痛的病机是痰热内盛，脾为生痰之源，故减大黄加茯苓、陈皮健脾渗湿祛痰，以杜绝生痰之源，遂胃痛无再复发。正如《素问·四气调神大论》所说："是故圣人，不治已病治未病，不治已乱治未乱，此之谓也。"

十二、百合地黄汤

【组成】

百合　生地黄

【主治】

本方是仲景为心肺阴虚内热而致神志不定、精神恍惚的百合病而设。

【方义体会】

百合地黄汤出自东汉末年张仲景《金匮要略·百合狐惑阴阳毒病》："百合病者，百脉一宗，悉致其病也。意欲食复不能食，常默默。欲卧不能卧，欲行不能行，饮食或有美时，或有不用闻食臭时，如寒无寒，如热无热，口苦小便赤，诸药不能治，得药则剧吐利，如有神灵者，身形如和，其脉微数。""百合病，不经吐、下、发汗，病形如初者，百合地黄汤主之。"本方是仲景为心肺阴虚内热而致神志不定、精神恍惚的百合病而设，由百合7枚（24 g）、生地黄24 g组成。方中百合归心肺经，能清肺润燥滋阴，又能清心安神；地黄归心肝经，养心阴而清血热；两者合用，心肺同调，阴得养而热退，百脉调和，病自愈。

【临床应用】

本方虽是仲景治疗百合病的专用方，但笔者在临床运用中不局限于此，经加减化裁后运用于失眠、郁证、咳嗽等属于心肺阴虚证者，治疗效果良好。

【医案】

初诊日期：2016 - 09 - 23　　　　　　　节气：秋分

姓名：区×× 　　性别：女　　　　年龄：38 岁　　　民族：汉

婚否：已婚　　　职业：工人　　　居处环境：无特殊

主诉：反复咳嗽咯黄痰4月余。

病史：患者4月前感冒后出现咳嗽、咯痰。经西医治疗后，感冒大部分症状已除，只有咳嗽咯黄痰不减。自服甘草合剂、川贝枇杷膏、橘红糖浆等多种止咳化痰药，症状时好时坏。近日患者咳嗽频作，咯黄痰略带血丝，口燥咽干，心中烦闷，心悸，不欲饮食，眠差，多梦，大便偏干，小便黄，舌红少苔，脉细数。

中医诊断：咳嗽（心肺阴虚）。

辨证分析：患者反复咳嗽咯黄痰4月余，失治误治，久咳耗伤肺阴，肺阴亏虚，虚热内灼，肺失滋润，肃降乏力，肺气上逆，则咳嗽；虚火灼津，炼液为痰，肺热津亏，络脉损伤则见咯吐黄痰，痰中带血；肺燥津伤，咽喉失于润养，则口燥咽干；肺与大肠相表里，肺阴亏虚，不能下润大肠，则大便偏干；胃喜润恶燥，胃阴不足则不欲饮食；阴虚火旺，心阴受损，虚热上扰心神，则心中烦闷，心悸，失眠多梦；而口燥咽干，舌红少苔，脉细数均为阴虚的特征。综上分析可知该患者为肺心阴虚、虚火灼津所致。

治法：养阴清热，补益心肺。

处方：百合地黄汤加减（6 剂）。

百合 25 g	生地黄 10 g	川贝母 10 g	百部 10 g
麦冬 10 g	沙参 10 g	藕节 10 g	知母 10 g
夜交藤 30 g	酸枣仁 30 g	甘草 10 g	

水煎服，日一剂。

二诊：患者咳嗽、咳吐黄痰减少，痰中无血丝，口燥咽干、心烦心悸等症减轻，胃纳欠佳，腹胀，舌红少苔，脉细数。在原方基础上去藕节，加木香 5 g、莱菔子 10 g，继续服用 6 剂。

三诊：患者咳嗽、咳痰明显好转，精神可，间有心烦，少梦，无口燥咽干，纳可，无腹胀，大便通畅，舌红少苔，脉细数。继续服用上方6剂后，咳嗽诸症均愈。

按语：百合地黄汤治病位在心肺，其基本病机为心肺阴虚内热。本案患者咳嗽频作，咯黄痰略带血丝，心中烦闷，心悸，眠差，多梦，舌红少苔，脉细数，均为心肺阴虚的典型表现，故予百合地黄汤加减治疗。方中百合归心肺经，能清肺润燥滋阴，又能清心安神；生地黄归心肝经，养心阴而清血热；知母清热生津，润燥除烦，与百合组成百合知母汤，清润补泻相宜，共奏清热润肺，宁心安神之功；麦冬、沙参助百合以清肺热、滋肺阴、润肺燥，兼养胃阴而生津液；川贝母、百部清肺化痰止咳；藕节清热止血；夜交藤、酸枣仁养心安神；甘草润肺止咳，兼调和诸药。全方共达养阴清热，补益心肺之功。

复诊时，患者咳嗽、咳吐黄痰减少，心烦心悸等症减轻，说明前方治疗得当；因患者痰中无血丝，故将具有止血作用之藕节去掉；患者胃纳欠佳、腹胀，考虑为上方养阴之药过于滋腻，有碍脾之运化，故加用少量木香、莱菔子行气消滞，醒脾调中，调畅全身气机，使全方补而不滞。

十三、泽泻汤

【组成】

泽泻　白术

【主治】

饮停心下。症见头目眩晕、胸中痞闷、咳逆水肿。

【方义体会】

泽泻汤一方见于《金匮·痰饮咳嗽篇》："心下有支饮，其人苦冒眩，泽泻汤主之。"方中泽泻甘淡，利水渗湿，使水湿从小便而出，为君药；白术甘苦，健脾益气，利水消肿，助脾运化水湿，为臣药。两药相合而用，重在利水，兼健脾以制水，为治脾虚水饮内停之良方。

【临床应用】

目前临床多用来治疗各种疾患所致的眩晕，如梅尼埃病、椎－基底动脉供血不足、高血压病、良性阵发性位置性眩晕等。

【医案】

初诊日期：2018－01－19　　　　　节气：大寒

姓名：吴××　　性别：女　　　年龄：66岁　　民族：汉

婚否：已婚　　　职业：退休　　　居处环境：无特殊

主诉：眩晕 4 天。

病史：头晕 4 天，头昏沉，如坐车船，视物旋转，头痛，胸闷恶心，短气而咳，纳差，小便不利，大便稀烂，眠差，舌体淡胖，苔白滑，脉沉弦。

西医诊断：颈椎病。

中医诊断：眩晕（心下有支饮）。

辨证分析："支饮"为四饮中的一种，顾名思义，它好像水之有派，木之有枝，邻于心下，而偏结不散，故名曰支饮。患者素体脾胃虚弱，感受外寒，饮停心下，支饮留于心膈，则上焦之气浊而不清，清阳不能走于头目，故其人苦冒眩也；水饮之邪不解，阻碍气机，气机不利，故胸闷，恶心作呕，腹胀；水湿之邪，下注大肠，则为大便稀烂；纳少神疲为脾气虚弱表现；水饮凌肺，肺气不利，则短气而咳；痰浊之邪随气流动，上犯心神，则不寐；太阳表邪不解，循经传腑，导致膀胱气化不利，故小便不利；舌体淡胖，苔白滑，脉沉弦为本病之征象。

治法：利水渗湿、健脾行气。

方药：泽泻汤合五苓散加减（6 剂）。

桂枝 10 g	党参 30 g	大枣 6 g	炙甘草 6 g
合欢皮 10 g	茯苓 15 g	白术 15 g	猪苓 15 g
川芎 6 g	泽泻 20 g	黄芪 40 g	防己 10 g

水煎服，日一剂。

二诊（01-26）：复诊时头晕好转，仍胸闷、腹胀明显，加枳实 10 g。续服 6 剂而愈。

按语：《金匮要略心典》载："水饮之邪，上乘清阳之位，则为冒眩。冒者，昏冒而神不清，如有物冒蔽之也；眩者，目眩转而乍见玄黑也。泽泻泻水气，白术补土气而胜水也。"徐忠可曰："肾为水之源，泽泻味咸入肾，故以之泻其本而标自行。白术者，壮其中气，使水不复能聚也。然以泽泻泻水为主，故曰泽泻汤。"（《金匮要略论注》）泽泻汤中泽泻以其甘淡，直达肾与膀胱，利水渗湿；白术健脾以运化水湿，使水不复能聚也。五苓散中亦是重用泽泻为君药，以其甘淡，直达肾与膀胱，利水渗湿；臣以茯苓、猪苓之淡渗，增强其利水渗湿之力；佐以白术、茯苓健脾以运化水湿；加防己祛风行水，黄芪益气固表，兼可利水，两者相合，祛风除湿而不伤正，益气固表而不恋邪，使风湿俱去，表虚得固；加合欢皮解郁宁心，川芎活血行气，四君子汤益气健脾以固本。二诊时腹胀、胸闷明显，加枳实破气泻痰消积。

全方共奏利水渗湿、健脾行气、祛风湿固表之功，切中病机，故而有效。

十四、酸枣仁汤

【组成】

酸枣仁　茯苓　知母　川芎　甘草

【主治】

虚烦不眠证。症见失眠心悸、虚烦不安、头晕目眩、咽干口燥，舌红，脉弦细。

【方义体会】

《金匮要略·血痹虚劳病篇》曰："虚劳虚烦不得眠，酸枣仁汤主之。"方中重用酸枣仁，其性味甘平，入肝经，养血补肝，宁心安神，为君药。茯苓宁心安神，知母滋阴清热，二药与酸枣仁相配以助君臣相配，酸收辛散，相反相成，具有养血调肝之妙。甘草生用，和中缓急，调和诸药，为使药。诸药相伍，共奏养血安神，清热除烦之功。

【临床应用】

笔者认为酸枣仁汤养阴除热，养血安神，其原方应用之本证属于心肝二脏阴血虚而相火旺引起的心神不安，临床上若是依据证候特点和脏腑病机为基础，灵活使用酸枣仁汤加减治疗，对各种类型的失眠均有效。

【医案】

初诊日期：2013-05-26　　　　　　　节气：小满

姓名：陈××　　　性别：男　年龄：86岁　　　民族：汉

婚否：已婚　　　职业：退休　居处环境：无特殊

主诉：入睡困难伴头晕1月余，加重1周。

病史：患者平素夜间多梦早醒，无入睡困难之症，因无所苦而未行治疗。近1个月入睡困难，伴有头晕，服用镇静安眠药物后症状改善不明显，且近1周入睡困难和头晕症状加重，刻诊症见：自诉辗转反侧不能入睡，睡后易醒，梦绕纷纭，伴有头晕头痛，心悸健忘，乏力，纳可，口干，口苦，大便干结，腰痛，无胸闷胸痛，无发热。舌红苔少而干，脉弦滑数。

患者有高血压病史多年，最近监测血压波动在 130 ～ 170/60 ～ 110 mmHg。

中医诊断：不寐（心肝阴虚，相火妄动）。

辨证分析：该例患者年事已高，平素既有睡眠障碍而未行治疗，中医学认为老年患者不寐是因为"气血衰，肌肉不滑，荣卫之道涩"，心肝气血随年龄增长而逐渐衰减以致心神失养而不寐；另外，患者长期高血压病史需要药物控制，有药物和疾病耗伤心肝阴血的因素，心阴血亏虚不能敛降浮越之心阳，因此可见入睡困难，多梦易醒，心悸健忘等症；肝阴亏虚不能敛降肝阳，肝阳上扰清明则见头晕头痛和口干口苦；大便干结也是阴血亏虚之见症，舌脉均提示阴虚之证。

治法：养心益肝，滋阴养血。

处方：酸枣仁汤加减（7剂）。

酸枣仁20 g	茯苓10 g	知母10 g	当归10 g
石决明30 g（先煎）	天麻10 g	栀子10 g	杜仲10 g
白芷15 g	怀牛膝15 g	钩藤15 g	珍珠母30 g（先煎）
甘草6 g			

水煎服，日一剂。

二诊：患者诉服药后，即觉头晕头痛减轻，自测血压135/85 mmHg；7剂药尽服后，入睡困难稍改善，仍多梦易醒，少许口干，无明显口苦，无明显心悸不适，舌红苔少，脉弦滑数。考虑患者服药后肝阳上扰症状改善明显，仍以心神不安为主要症状，以初诊之方减去栀子，加夜交藤30 g，嘱其再进7剂。

三诊：患者无明显口干口苦不适，纳可，二便调，每晚可睡眠5～6小时，无自觉头晕头痛等不适。上方有效，再进3剂以善其后。嘱其注意监测血压变化，注意饮食和适量运动，若无明显不适无须继续药物治疗。

按语：老年患者常有不同程度睡眠障碍，而且现代医学中的高血压病也是我国老年人常见病。但本案患者年龄大而心肝血虚影响睡眠，睡眠障碍又加重血压波动，其血压波动反过来又加重了睡眠障碍，从而构成一个闭环的恶性循环，所以治疗之要在于打断其症状不断的循环加重。根据该患者心肝阴血亏虚于内，浮越之阳气亢奋于外的病机特点，采用酸枣仁汤合天麻钩藤饮加减治疗，以酸枣仁汤补益心肝之阴以养血安神，再以天麻钩藤饮之天麻、钩藤平肝，怀牛膝、杜仲补益肝肾；另外还有黄芩、栀子助知母清热除烦；珍珠母、石决明潜阳安神；甘草和中缓急、调和诸药，诸药相合，滋阴敛阳，则阴血得养心神可安，相火得阴水相滋而归于原位，患者诸症得以解除。

复诊时口干口苦症状明显减轻，头晕头痛亦无所苦，提示肝阳上扰之证已得以控制。考虑患者年高，用药当中病即止，尤其是苦寒之品，以防过用损伤阳气，因此，减去清利三焦的栀子，加用归于心肝二经的夜交藤 30 g 以增强养心安神之功。三诊时患者睡眠障碍已基本恢复如常人，而且头痛头晕等症解除，伴随的高血压病也控制良好，年高之人宜饮食调理，嘱其日后生活调摄，不用再服金石之药。

　　本案患者为年高体衰之阴虚阳亢见症的患者，因此，笔者以酸枣仁汤合天麻钩藤饮，补虚泻实，中病即止。临床上也多见年轻人心肝血虚而见失眠诸症者，当明辨其病所及正邪盛衰而灵活用药，不可滥补猛攻。年轻人多因工作和生活影响肝气调达，日久耗伤阴血者，即使有心肝血虚的表现，还需要疏肝理气，畅达气机，当以酸枣仁汤合柴胡疏肝散或者清肝健脾安神汤；若患者出现面色少华，心悸怔忡，体倦食少等心脾气血两虚症状，当合以归脾汤健脾益气生血治疗；若患者下焦虚损明显而见腰膝酸软、烘热汗出、遗精、乏力者，当明辨其阴阳之所在而以酸枣仁汤合二仙汤或二至丸加减。

十五、知柏地黄丸

【组成】
　　知母　黄柏　熟地黄　山茱萸　山药　牡丹皮　茯苓　泽泻

【主治】
　　滋阴清热。症见阴虚火旺、潮热盗汗、口干咽痛、耳鸣遗精、腰背酸痛、虚烦失眠、小便短赤。

【方义体会】
　　知柏地黄丸出自《医宗金鉴》。方中由熟地黄滋阴补肾、益精填髓为君药。山茱萸、山药补肾固精，益气养阴，而助熟地黄滋肾补阴；知母甘、寒，质润，清虚热、滋肾阴；黄柏苦、寒，泻虚火、坚真阴，配合熟地黄以滋阴降火，诸药合用为臣。茯苓健脾渗湿；泽泻利水清热；牡丹皮清热凉血，三药合用，补中有泻，补而不腻，共为佐药。诸药配合，具有滋阴降火之功效。

【临床应用】
　　目前临床多用于治疗证属于阴虚有热所致的失眠、汗症、皮肤瘙痒、绝经期诸症、发热等。

【医案】
初诊日期：2016－02－16　　　　　　节气：立春

姓名：麦××　　性别：女　　　　年龄：54 岁　　　民族：汉

婚否：已婚　　　职业：工人　　　居处环境：无特殊

主诉：烘热汗出 1 年，下肢麻木 2 月。

病史：患者 1 年前开始烘热汗出，开始发作次数不多，后逐渐频繁，口燥咽干，腰膝酸软，近半年曾在当地诊所服中药治疗，服用附子后更添夜间汗出、口苦。2 月前开始出现双下肢麻木感，无肿胀或疼痛，夜寐差（需服思诺思助眠）。月经已半年未至。否认糖尿病病史。舌红苔少，脉细数。

中医诊断：绝经前后诸症（阴虚火旺）。

辨证分析：患者年过半百，癸水渐绝，月经停闭；肾精亏虚，相火偏旺，则可见烘热汗出；腰为肾之府，肾虚则见腰膝酸软；阴虚火旺，津少不上承可见口干咽燥；前医但见腰膝酸软即以大剂附子、干姜类以温阳，但温燥太过，反愈加耗损阴津，反添盗汗、口苦。肾为肝之母，乙癸同源，肾阴久亏水不涵木，可见肢体麻木不仁。舌脉均为阴虚火旺之征。

治法：滋阴清热。

处方：知柏地黄丸加减（3 剂）。

茯苓 10 g	山药 15 g	牡丹皮 10 g	山茱萸 10 g
熟地黄 20 g	泽泻 10 g	黄柏 10 g	知母 10 g
五味子 10 g	乌梅 10 g	牡蛎 30 g（先煎）	龙骨 30 g（先煎）

水煎服，日一剂。

二诊（02-19）：服药后烘热汗出减少，仍有双下肢麻木，晨起口淡，夜间口苦，上半身热下半身寒，大便可，夜寐仍差。舌红苔少，脉细。

处方（4 剂）：

茯苓 10 g	山药 15 g	牡丹皮 10 g	山茱萸 10 g
熟地黄 20 g	泽泻 10 g	黄柏 10 g	知母 10 g
五味子 10 g	乌梅 10 g	牡蛎 30g（先煎）	龙骨 30 g（先煎）
柴胡 10 g	白芍 15 g		

水煎服，日一剂。

三诊（02-23）：患者烘热汗出明显减少，肢体麻木轻微，无盗汗，夜寐好转，可入睡 5～6 小时，口中和，二便调。舌质淡红，苔薄白，脉细。

处方（3 剂）：

茯苓 10 g	山药 15 g	牡丹皮 10 g	山茱萸 10 g
熟地黄 20 g	泽泻 10 g	黄柏 10 g	知母 10 g
牡蛎 30 g（先煎）	龙骨 30 g（先煎）	酸枣仁 15 g	

水煎服，日一剂。

按语：对于症状轻微、以肾阴不足为主，而无阳虚表现的绝经前后诸症患者，笔者常以知柏地黄丸加减，其中更加五味子、乌梅敛汗，对于相火旺盛者加用龙骨、牡蛎重镇潜阳。

十六、身痛逐瘀汤

【组成】

秦艽　川芎　桃仁　红花　甘草　羌活　没药　当归　五灵脂　香附　牛膝　地龙

【主治】

活血化瘀，祛风除湿，通痹止痛。用于瘀血挟风湿，经络痹阻，肩痛、臂痛、腰腿痛，或周身疼痛，经久不愈者。

【方义体会】

本方出自《医林改错》，凡肩痛、臂痛、腿疼，或周身疼痛，总名曰痹证。明知受风寒，用温热发散药不愈；明知有湿热，用利湿降火药无功。久而肌肉消瘦，议论阴亏，随用滋阴药，又不放。至此辨云病在皮脉，易于为功；病在筋骨，实难见效。因不思风寒湿热入皮肤，何处作痛。入于气管，痛必流走；入于血管，痛不移处。如论虚弱，是因病而致虚，非因虚而致病。总滋阴，外受之邪，归于何处？总逐风寒、去湿热，已凝之血，更不能活。如水遇风寒，凝结成冰，冰成风寒已散。明此义，治痹证何难？古方颇多，如古方治之不效，用身痛逐瘀汤。

方以川芎、当归、桃仁、红花活血化瘀；牛膝、五灵脂、地龙行血疏络，通痹止痛；秦艽、羌活祛风除湿；香附行气活血；甘草调和诸药。全方共奏活血化瘀、祛风除湿、蠲痹止痛之效。

【临床应用】

临床多用本方治疗腰椎间盘突出、膝关节骨性关节炎、颈椎病等各种关节疾患所致的疼痛。

【医案】

初诊日期：2016－07－01　　　　　节气：小暑

姓名：王××　　性别：男　　　年龄：45 岁　　　民族：汉

婚否：已婚　　　职业：工人　　　居处环境：无特殊

主诉：反复腰痛 4 月余，加重 1 周。

病史：近 4 月来反复腰痛，于当地医院诊治，未予以明确诊断，间断服用止痛药可缓解，近1周腰痛明显，夜间为甚，可痛醒，伴颈部疼痛，左髋关节疼痛，晨僵，胸痛，舌暗苔白，脉细涩。

西医诊断：腰痛查因。

中医诊断：腰痛（血络瘀阻）。

辨证分析：反复腰痛，禀赋不足，血脉闭塞不通，复感六淫外邪，痹着腰部，津血凝滞不行，影响筋骨的荣养濡泽而致腰部疼痛，不通则痛。

治法：活血化瘀，祛风通络。

处方：身痛逐瘀汤加减（2剂）。

桃仁10 g	红花5 g	当归10 g	赤芍10 g
川芎15 g	丹参10 g	羌活10 g	秦艽10 g
葛根30 g	黄芪30 g	延胡索10 g	甘草10 g
牛膝10 g	香附10 g	五灵脂10 g	

水煎服，日一剂。

二诊（07-15）：患者腰痛减，夜间疼痛减，夜间无痛醒，双髋关节疼痛亦减，效不更方，原方加淫羊藿15 g、杜仲15 g以加强补肾壮督之功。

三诊（07-22）：上方继服1个月后，患者诸症消失。

按语：本例患者慢性病程，缠绵难愈，首诊时以腰痛为主要症状，夜间疼痛，舌暗苔薄，脉细涩为其突出特点，当辨为瘀血痹阻，久病入络。《黄帝内经》云："沉疴痼疾，疏其血气，令其调达，而致和平。"故采用身痛逐瘀汤治疗。身痛逐瘀汤用于治疗痛久不愈，脉络瘀结之证。方中以桃仁、红花为君。桃仁活血化瘀、祛瘀力强，《本草经疏》言其"性散破血，散而不收，泄而不补"，气薄味浓，沉而降；红花活血化瘀、通经止痛，能破血又能养血，为血中气药，《本草汇言》记载其有"破血、行血、和血、调血之要"。二药相配，一上一下，攻逐瘀血而通行全身。臣以当归、川芎、五灵脂，其中当归活血养血还可理气，为血中气药，能升能降，通行一身；川芎活血行气，祛风止痛，畅行全身；《本草经疏》言五灵脂"功长于破血行血"。佐以牛膝、秦艽、羌活、香附，其中牛膝化瘀通行经络、善下行；羌活、秦艽祛风走表；香附利三焦、解六郁，行一身之气，使气通血活。甘草为使，调和诸药，缓和药性。全方升降有序，气血通调，瘀、风、寒、湿四因同治，共奏逐瘀蠲痹，祛风散寒除湿之功。复诊时加用杜仲、淫羊藿加强补肾壮督。

十七、黄连阿胶汤

【组成】

黄连　阿胶　黄芩　白芍　鸡子黄

【主治】

少阴病。症见心中烦、不得卧、邪火内攻、热病伤阴、下利脓血。

【方义体会】

黄连阿胶汤为少阴热化证之经典方剂，该方证来源于《伤寒论》（303条）："少阴病，得之二三日以上，心中烦，不得卧，黄连阿胶汤主之。"该方由黄连、黄芩、阿胶、白芍、鸡子黄组成，全方具有育阴清热、滋阴降火之功，为后世治疗少阴阴虚火旺证之常用方。方中黄连、黄芩除烦热、泻心火，以使心火下降肾水；白芍和营敛阴，阿胶滋补肝肾阴液，二者上潮肾水以滋心神；鸡子黄养血润燥、宁心安神；另外，白芍配芩连酸苦涌泄以泻火，与鸡子黄、阿胶相伍，酸甘化阴以滋肾水。全方可泻心火、滋肾水，为交通心肾之代表方。

【临床应用】

笔者临床常以黄连阿胶汤为基本方治疗不寐属肾阴虚心火旺之证者。吴鞠通在《温病条辨》中明确指出"邪少虚多者，不得用黄连阿胶汤"，但笔者对于"邪少虚多"者化裁使用该方也有不错的临床疗效。

【医案】

初诊日期：2015 - 11 - 3　　节气：霜降

姓名：程×　　　　　性别：女　　　　年龄：56 岁　　　　民族：汉

主诉：入睡困难、易醒 3 年余，加重 1 月。

病史：患者 3 年前开始出现不易入睡，多梦易醒，近 1 月来症状加重，时有头晕，无天旋地转感，伴耳鸣、健忘，五心烦热，口干不欲饮，纳差，二便尚可。舌红少苔，脉细数。既往有 2 型糖尿病病史，长期服用二甲双胍，血糖控制可。

中医诊断：不寐（阴虚火旺）。

治法：滋阴降火，清心安神。

处方：黄连阿胶汤加减（7 剂）。

黄连 5 g	黄芩 10 g	白芍 15 g	阿胶（烊化）10 g
熟地黄 30 g	山药 15 g	牡丹皮 10 g	泽泻 10 g

茯苓 10 g　　　　　山茱萸 15 g　　炙甘草 6 g　　　　夜交藤 30 g

水煎服，日一剂。

二诊（11 - 11）：患者多梦易醒稍减少，口干减轻，仍有入睡困难，偶有头晕，夜间耳鸣明显，五心烦热，纳可，二便调；舌红苔少，脉细数。原方减去黄芩，加知母 10 g，再进 7 剂。

三诊（11 - 20）：患者每晚可睡 5～6 小时，仍有入睡困难，耳鸣明显减轻，偶有头晕，夜晚时有五心烦热，但发作次数和持续时间均较前减轻，无其他不适症状，舌淡苔少，脉细滑。二诊之方中山茱萸增至 30 g，减去泽泻，加磁石（先煎）30 g，嘱患者再进 7 剂。

四诊（11 - 28）：患者服药期间，无五心烦热，无头晕，无耳鸣，纳可，无明显睡眠障碍，舌淡苔薄，脉细。以前方减去磁石，再进 10 余剂后，嘱患者可隔日服药，随访月余，患者无不适。

按语：后世医家总结《伤寒论》一书为专论寒邪胜复之大法也，尤在泾在《伤寒贯珠集·少阴篇》论述："少阴之热，有从阳经传入者，有自受寒邪，久而变热者……寒极而变热也。至心中烦不得卧，则热气内动，尽入血中，而诸阴蒙其害矣。"其中黄连阿胶汤证为少阴热化证无疑，究其本质在于肾水亏虚，阴不敛阳而致心神不得安，所以才有"邪少虚多不可用黄连阿胶汤"之说。但笔者认为即使是"邪少虚多"者，若能对证补其虚损，亦可用也。

本案患者即是夜不能寐，其五心烦热、头晕、口干不欲饮皆为阴液亏虚不能制阳之症见。患者所见诸症皆为元阴亏虚所起，笔者仍以黄连阿胶汤为基础方进行治疗，乃是取该方清心泻火、交通心肾之功；同时配伍六味地黄汤滋阴补肾，以增强全方"滋补"之功。方中重用熟地黄滋阴补肾，填精益髓，为君药；山茱萸补养肝肾，并能涩精；山药补益脾阴，亦能固精，共为臣药。上三药相配，滋养肝脾肾，称为"三补"。但熟地黄的用量是山茱萸与山药两味之和，故以补肾阴为主，补其不足以治本。配伍泽泻利湿泄浊，并防熟地黄之滋腻恋邪；牡丹皮清泄相火，并制山茱萸之温涩；茯苓淡渗脾湿，并助山药之健运。此三药为"三泻"，能渗湿浊，清虚热，平其偏胜以治标，均为佐药。六味合用，"三补三泻"，其中补药用量重于"泻药"，是以补为主；肝脾肾三阴并补，以补肾阴为主；笔者还配伍一味夜交藤 30 g，取其协助交通心肾之功。由是可见，全方补虚泻实之法完备，共奏滋阴降火，心肾相交之效。

二诊时患者诸症虽有不同程度减轻，但证候未有变化，因此，继续在原方基础上减去苦寒泄热之黄芩，加滋阴泄热之知母，因为知母泄虚热而无苦寒伤阳之弊。三诊时患者病情持续改善，仍有头晕、耳鸣等不适，因此，重用补益肾阴之药，减去淡渗之泽泻，使全方功专补益，再加磁石潜藏浮阳，重镇安神。至四诊时，患者已无所苦，为防止久服药石损伤脾胃之虞，裁去磁石，专以滋阴清热之余药尽服十余剂。随访月余，患者无不适，已收全功。

十八、二仙汤

【组成】

仙茅　仙灵脾　当归　巴戟天　黄柏　知母

【主治】

补肾壮阳，益肾填精，化瘀通络。主治肾阴、肾阳不足而虚火上炎之更年期综合征。

【方义体会】

二仙汤原方因用仙茅和仙灵脾二味药物为君故此得名，出自梁颂名所著的《中医方剂临床手册》。书中记载该方以仙茅、仙灵脾、巴戟天温肾阳、补肾精；黄柏、知母泻肾火、滋肾阴；当归调理冲任、温润养血。全方配伍以壮肾阳与滋肾阴、泄肾火之药同用，临床主要用于肾脏之阴阳两虚，虚火上扰而见少寐多梦、烘热汗出、胸闷心烦、头昏目眩、腰膝酸软等症者。但笔者认为该方药物组成以补肾阳为主，虽有黄柏、知母滋阴泻火，但二者滋补阴血之力稍逊，所以常以二仙汤加味二至丸，以增强补益肝肾阴血之功。因女贞子甘苦、性凉，补中有清，滋肾养肝、补益精血；墨旱莲味甘酸，性寒，既可滋补肝肾，又可凉血止血，二药入肝肾之阴，补而不滞，与二仙汤之补肾助阳之药配伍形成"一阴一阳，有补有泻，相得益彰"。

【临床应用】

目前临床多用于治疗肾脏阴阳两虚兼有虚火上扰之证而引起的诸症，如更年期综合征、闭经、肾炎、肾盂肾炎、尿路感染、闭经等。

【医案】

初诊日期：2014 - 03 - 12　　　　　　　　节气：惊蛰

姓名：杨××　　性别：女　　　　年龄：51 岁　　民族：汉

婚否：已婚　　职业：家庭主妇　　居处环境：无特殊

主诉：失眠半年。

病史：半年前患者开始出现睡眠障碍，入睡困难，半夜易醒，平素畏寒恶风，时而烘热汗出，伴腰酸乏力，膝关节酸痛，头晕耳鸣，已停经 7 月。纳一般，大便溏，小便清长，舌红，苔薄黄，脉沉细，左寸稍浮。

西医诊断：更年期综合征。

中医诊断：不寐（冲任失调，虚火上扰）。

辨证分析：《素问·上古天真论》载："七七任脉虚，太冲脉衰少，天癸竭，地道不通，故形坏而无子也。"患者 51 岁，经水已断 7 月有余，为更年期女性；其平素恶风寒、腰酸乏力、头晕耳鸣、大便溏、小便清长、脉沉细均为肾阳亏虚、肝肾不足之象；心烦、脉左寸稍浮、夜寐差乃肝肾阴液亏虚，阴不敛阳而致阳亢于上、心神不安所致；烘热汗出乃相火不敛之象，结合之前症状，看似寒热错杂，病机却都在冲任失调，肾脏之阴阳两虚，虚火上扰。

治法：温肾阳、益精血、泻肾火、调冲任。

处方：二仙汤加味（7 剂）。

仙茅 15 g	仙灵脾 15 g	知母 10 g	黄柏 10 g
当归 10 g	巴戟天 15 g	龙骨 30 g（先煎）	牡蛎 30 g（先煎）
甘草 6 g	女贞子 20 g	墨旱莲 20 g	黄精 10 g
浮小麦 30 g	五味子 6 g	酸枣仁 30 g	

水煎服，日一剂。

二诊（3-20）：夜寐较前好转，较前容易入睡，半夜易醒、乏力、烘热汗出等症减轻，仍有腰酸、膝关节痛、头晕耳鸣，大便质软，舌红、苔薄白，脉沉细。予原方加熟地黄 30 g、杜仲 20 g，续服 7 剂。

三诊（3-28）：诉夜寐较前明显好转，每晚可睡 6 小时左右，但仍时有烘热汗出，夜晚及下午明显，无心烦和心悸，腰酸乏力明显减轻，仍有膝关节痛，头晕耳鸣明显减轻，纳可，二便调，舌淡，苔薄白，脉偏沉。以二诊之处方减去巴戟天、浮小麦和五味子，加地骨皮 10 g、牡丹皮 10 g，再进 14 剂。

四诊：睡眠改善，服药期间无明显入睡困难和多梦易醒症状，烘热汗出症状明显减少，偶有夜间耳鸣，仍有膝关节痛，无明显其他不适症状，舌淡，苔薄白，脉沉细。以三诊之方减去龙骨和牡蛎，加益母草 10 g，再进十余剂，调理月余，患者无所苦，嘱其注意平时生活调摄。

按语：二仙汤记载于《中医妇科学》中，乃是用于治疗更年期综合征的常用方剂，原方有温肾阳、益肾血、泻肾火、调冲任之功。本案患者以睡眠障碍为主要表现，但其既有恶风、大便溏、小便清长的肾阳虚之见症，又有烘热汗出、头晕耳鸣等阴虚不能敛阳之见症，可见其肾脏之阴阳两虚。所以，笔者以二仙汤加味二至丸"对证治疗"以补益元阴元阳，再佐以对症治疗之酸枣仁养心益肝、安神敛汗；生龙骨、生牡蛎摄纳浮阳、重镇安神以治其标；浮小麦合五味子，不仅起到敛汗之功，也有敛降浮越之阳的目的。

二诊之时，患者睡眠改善，伴见诸症有所减轻，提示药证相合，当"效不更方"。所以在初诊之方的基础上，再加熟地黄 30 g、杜仲 20 g，此二药也是一个滋补肾阴，一个补火助阳，其一阴一阳，不仅与本案之"阴阳平补"宗旨相合，而且更增强该方补益之功，药物重用，因为"治下焦如权，非重不沉"。

三诊时患者虽然睡眠改善，但仍时有烘热汗出，夜晚及下午明显，为虚热明显之象。所以减去一味温热之药巴戟天，以减少补阳之药力。患者虚热明显，敛汗之浮小麦和五味子效果欠佳，遂加清退虚热之地骨皮 10 g、牡丹皮 10 g，以二药引药入阴使虚火归位，并助阴药能敛浮越之阳。

四诊时患者睡眠和烘热汗出已无所苦，仍有膝关节痛，考虑与其局部骨关节病变有关，属于中医学中气血运行不畅之故，"不通则痛"，所以加益母草一味，不仅有助于补益气血，而且能活血通经。仅偶有耳鸣，睡眠障碍解除，所以减去重镇安神之龙骨和牡蛎；其余依原方继进。

笔者指出此案患者虽失眠时间较长，且所诉症状较多，但结合其整体情况来看，并不属于严重的器质性病变，而是该年龄段较为常见的功能性疾病，所以采用"对证治疗"加"对症治疗"，可以很快获得较满意的效果。临床对于类似患者，若所述的症状繁多，涉及多个系统时，只需要针对"主症"，辨识其本质之"证"，然后采用"对证"＋"对症"治疗每可获效，这与现代医学的"对因"＋"对症"治疗有着异曲同工之妙。

十九、天麻钩藤饮

【组成】
天麻 钩藤 石决明 栀子 黄芩 川牛膝 杜仲 益母草 桑寄生 夜交藤 朱茯神

【主治】
肝阳偏亢，肝阳上扰证。症见头晕、眩晕、失眠多梦或口苦面红，舌红苔黄，脉弦或数。

【方义体会】

天麻钩藤饮出自《中医内科杂病证治新义》，为治风名剂。方中用天麻、钩藤二药为君，均入肝经，并有平肝熄风之效，且天麻有定眩晕之专长。石决明性味咸平，平肝潜阳，除热明目，安神定惊，与天麻、钩藤合用，加强平肝熄风之功；川牛膝引血下行，二者共为臣药。配黄芩、栀子清热泻火，使肝经之热不致上炎内扰；再用杜仲、桑寄生补益肝肾；益母草活血利水；夜交藤、朱茯神宁心安神，共为佐药。合而用之，共成平肝熄风，清热活血，补益肝肾之剂。

【临床应用】

临床常用于治疗高血压病、急性脑血管病、内耳性眩晕等属于肝阳上亢，肝风上扰者。

【医案】

初诊日期：2015－09－25　　　　　　　节气：白露

姓名：李××　　　性别：男　　　　年龄：62 岁　　民族：汉

婚否：已婚　　　职业：退休　　　　居处环境：无特殊

主诉：反复头痛 5 年余，加重 2 天。

病史：反复头痛 5 年余，以胀痛为主，时伴头晕。曾诊断有"高血压病 2 级"，自服"厄贝沙坦"以控制血压，但常擅自停药，血压一直未予监测。近 2 日头痛再发加重，头痛以两侧为主，面红，眼干眼胀，口苦口干，寐差，尿黄，大便干结，舌红苔黄，脉弦数。血压 176/98 mmHg。

西医诊断：高血压病 2 级（高危组）。

中医诊断：头痛（肝阳上亢）。

辨证分析：患者为中老年男性患者，长期高血压病史，头痛 5 年余，以胀痛为主，伴口苦眼干，脉弦数，为肝失条达，气郁化火，阳亢风动。因肝失疏泄，络脉失于条达拘急而头痛。

治法：平肝潜阳，清火熄风。

处方：天麻钩藤饮加减（4 剂）。

天麻 15 g	钩藤 15 g	夜交藤 30 g	益母草 15 g
黄芩 10 g	栀子 10 g	牛膝 15 g	珍珠母 30 g（先煎）
茯神 10 g	杜仲 15 g	天花粉 15 g	桑寄生 30 g
龙胆草 15 g	夏枯草 15 g	大黄 5 g（后下）	石决明 30 g（先煎）

水煎服，日一剂。

嘱每日按时服用"厄贝沙坦"，并监测血压。

二诊（09-29）：服上方后，头痛症状明显减轻，仍眼干口苦，纳寐差。舌红苔少，脉弦。原方加赤芍10 g、丹参30 g，续服14剂。随访诸症消失，血压平稳。

按语：本例证属肝失条达，阴虚阳亢风动。因肝失疏泄，络脉失于条达拘急而头痛。笔者认为：

（1）治标重在肝，当以柔润甘寒养其体、清其用。高血压病必从肝风见症，并常与"火、疾、虚、郁"并见，故曰"变动在肝"。变动是指肝气升发太过的病变，多为阴虚阳亢、本虚标实之证。治标重在调肝，虽发病具有"风火"特点，但不能用苦寒直折风火，因本病以阴虚为本，用苦寒之品有促进其向阴阳两虚转化之弊。因此，本病调肝应以柔润养体，甘寒清用为原则，"养肝体，清肝风"。

（2）治本在肾，治肾当以滋阴培元。肾阴为各脏阴液的源泉，其阴不足，首为肾水不能涵养肝木而致肝阳偏亢，继而由阴损阳，终致阴阳两虚。故治疗高血压病应处处以滋养肾阴为本，使其真水充足，肝体得养，肝阳得以敛藏，阻止本病从阴损阳而至阴阳两虚的转变。滋肾阴也可养肝体，即所谓的水能涵木，肝体得养，则无阳亢之变，所以肾肝同治就是从本病本虚标实的病理着手的。

（3）调畅中焦气机，贯穿本病治疗的始终。中焦脾胃乃气机升降之枢纽，中焦气机通畅与否与饮食关系最为密切。若饮食不节损伤脾胃，气机升降不利，疏泄郁滞，水湿运化失常，则湿聚生痰生风，故调畅中焦气机须贯穿于本病的始终，从而消除挟食、挟痰的兼症。调畅中焦气机包括滋胃阴、通胃腑、助脾运。滋养胃阴以荣肝体，通降胃腑以疏泄肝气，健脾助运则升清降浊之枢机得以畅利，风痰湿邪随之而消。"治肝不应当取阳明，柔肝当以养胃阴，疏肝当通阳。"

（4）调气兼具理血，是治疗本病的关键。高血压病头痛的发生在于气血不和。强调调和肝气的同时，应兼具理血。理血重点在于养血、活血。本病初起当养血为主，即"治风先治血，血行风自灭"。高血压病病理在于毛细血管痉挛，这与中医"血不荣筋"之理论相符，这种血管痉挛收缩可能是产生"风证"的基础。因此，采用养血柔肝之法以达解除痉挛之目的，中药可用当归尾、鸡血藤、白芍等。因高血压病头痛是血管慢性进行性病变，体现了中医"久病必瘀"的观点，加上本病好发于中老年人，属中医气虚证候群的年龄组，"气虚血瘀"在所难免，故须加活血药物如丹参、益母草等以通畅血管，使气血调畅。

故该例用天麻钩藤饮加减平肝潜阳，清火熄风。方中天麻、钩藤、石决明平肝熄风；黄芩、栀子清肝泻火；益母草活血利水；牛膝引血下行，配合杜仲、桑寄生补益肝肾；茯神、夜交藤养血安神定志；龙胆草、夏枯草、大黄清热通便。全方共奏平肝潜阳，补益肝肾之功。复诊仍眼干口苦、纳寐差，原方加丹参、赤芍以清热、活血，安神宁心。

二十、半夏白术天麻汤

【组成】

半夏　天麻　茯苓　橘红　白术　甘草

【主治】

风痰上扰证。症见眩晕、头痛、胸膈痞闷、恶心呕吐、舌苔白腻、脉弦滑。

【方义体会】

本方出自《医学心悟》。方中以半夏燥湿化痰，降逆止呕；天麻化痰熄风而止头眩，二药合用，为风痰眩晕头痛之要药。李杲云："足太阴痰厥头痛，非半夏不能疗，眼黑头眩，风虚内作，非天麻不能除。"故二药合而为君。白术健脾燥湿，化痰降浊，与半夏、天麻配伍，祛湿化痰，祛风止眩，升清降浊之功益佳；白术、茯苓健脾祛湿，以治生痰之源，共为臣药。橘红理气化痰，使气顺痰消，为佐药。生甘草和中，消痰解毒，调和诸药，为使药。煎加姜枣，以和中健脾。诸药为伍，使风熄痰消，眩晕自愈。

【临床应用】

本方为治疗风痰上扰所致眩晕、头痛的常用方。临床应用以眩晕头痛，舌苔白腻，脉弦滑为辨证要点，常见于高血压、椎－基底动脉供血不足、颈性眩晕、梅尼埃病等。

【医案】

初诊日期：2015－09－08　　　　　节气：白露

姓名：陈××　　　性别：女　　　年龄：42 岁　　　民族：汉

婚否：已婚　　　职业：文员　　　居处环境：无特殊

主诉：头痛 2 年余，加重 1 周。

病史：头痛 2 年余，未系统诊疗，近 1 周头痛加重，困重感明显，伴胸脘满闷，纳呆呕恶，神疲懒言，汗出恶风，大便每日数次，质偏稀。舌胖大，苔白腻，脉滑。血压 125/70 mmHg，颅神经检查无特殊。

西医诊断：头痛查因。

中医诊断：头痛（痰浊头痛）。

辨证分析：患者头痛，伴胸脘满闷，苔白腻，舌胖大有齿痕，脉滑。为脾失健运，痰浊内生，阻塞气机，浊阴不降，清窍被蒙，诱发头痛。治当健脾化痰，降逆止痛。

治法：健脾燥湿，化痰降逆。

处方：半夏白术天麻汤加减（5剂）。

法半夏20 g	天麻20 g	陈皮10 g	党参20 g
黄芪30 g	白术15 g	苍术15 g	橘红15 g
茯苓15 g	蔓荆子15 g	干姜15 g	大枣10 g

水煎服，日一剂。

二诊（09-13）：头痛较前好转，胃口好转，无胸闷汗出。舌红，苔白，脉滑。守上方，予3剂，头痛无再发。

按语：半夏白术天麻汤为祛痰剂，具有化痰熄风，健脾祛湿之功效。本方证缘于脾虚生痰，湿痰壅遏，引动肝风，风痰上扰清窍所致。风痰上扰，蒙蔽清阳，故头痛眩晕；痰阻气滞，升降失司，故胸膈痞闷、恶心呕吐；内有痰浊，则舌苔白腻；脉来弦滑，主风主痰。治当化痰熄风，健脾祛湿。方中半夏燥湿化痰，降逆止呕；天麻平肝熄风，而止头眩，两者合用，为治风痰眩晕头痛之要药。李东垣在《脾胃论》中说："足太阴痰厥头痛，非半夏不能疗；眼黑头眩，风虚内作，非天麻不能除。"故以半夏、天麻为君药，两味合用。以白术、茯苓为臣，白术健脾益气，以绝化痰之源，茯苓健脾祛湿，能治生痰之源。佐以橘红理气化痰，脾气顺则痰消。使以甘草和中调药；煎加姜、枣调和脾胃，兼制半夏之毒。

二十一、逍遥散

【组成】

柴胡 当归 白芍 白术 茯苓 生姜 薄荷 炙甘草

【主治】

肝郁血虚脾弱证。症见两胁作痛、头痛目眩、口燥咽干、神疲食少，或月经不调、乳房胀痛、脉弦而虚者。

【方义体会】

此方出自《太平惠民和剂局方》，为肝郁血虚，脾失健运之证而设。肝为藏血之脏，性喜调达而主疏泄，体阴用阳。若七情郁结，肝失条达，或阴血暗耗，或生化之源不足，肝体失养，皆可使肝气横逆，胁痛、寒热、目痛、目眩等证随之而起。神疲食少，是脾虚运化无力之故；脾胃气弱而统血无权，肝郁血虚而疏泄不利，故月经不调，乳房胀痛。本方以柴胡疏肝解郁，使肝气得以调达，为君药。当归甘辛苦温，养血和血；白芍酸苦微寒，养血敛阴，柔肝缓急，为臣药。白术、茯苓健脾祛湿，使运化有权，气血有源；炙甘草益气补中，缓肝之急，为佐药。用法中加入少量薄荷，能散郁遏之气，透达肝经郁热；生姜温胃和中，为使药。诸药合用，以疏肝解郁，养血健脾。

【临床应用】

目前临床多用于治疗证属肝郁脾虚所致的月经不调、多囊卵巢综合征、绝经期诸症、产后抑郁、中风后焦虑、失眠、神经官能症、黄褐斑、痤疮、消化道疾患等。

【医案】

初诊日期：2017-10-20　　　　　节气：寒露

姓名：危×× 　性别：女　　　年龄：45岁　　　民族：汉

婚否：已婚　　　职业：职员　　　居处环境：无特殊

主诉：失眠、多汗7月。

病史：患者自剖宫产后月经过少，近4年来月经减少更加明显，伴周期延长，无痛经。近7月月经未来潮，曾到外院检查B超正常，内膜厚，查性激素正常（均未见验单）。平素睡眠不佳，停经后睡眠更差，易醒，多梦，乳房胀，阵发性汗出，畏寒，冬天下肢冰凉、不易暖，无头痛，无口干口苦，胃纳差，大便溏，小便正常，舌质淡暗，苔薄白，脉细。

中医诊断：失眠（肝郁脾虚，冲任失调）。

辨证分析：患者所生儿子患先天性心脏病，且智力低下，产后患者性情改变，郁郁寡欢不得志。且剖宫产耗气伤血，术后即出现月经过少，逐渐减少至停闭，虽B超及性激素检查未见异常，但月经停闭。肝血不足，肾精亏虚，则见烘热汗出；肝郁脾虚则睡眠不实，难以入睡，纳少便溏；舌质淡暗，苔薄白，脉细亦为肝郁脾虚之舌脉。

治法：舒肝健脾，温肾补精，调理冲任。

处方：逍遥散加减（4剂）。

| 柴胡10 g | 当归10 g | 白芍15 g | 茯苓15 g |
| 薄荷6 g | 大枣10 g | 仙茅10 g | 淫羊藿10 g |

党参30 g　　　　白术15 g　　　　　龙骨30g（先煎）　　牡蛎30g（先煎）
酸枣仁15g　　　炙甘草10 g

水煎服，日一剂。

二诊（11-03）：睡眠稍改善，仍多梦、易醒，汗出减少，口干，胃纳一般，大便干，舌质淡红，苔薄白，脉弦。

处方（5剂）：

柴胡10 g　　　　当归10 g　　　　白芍15 g　　　　茯苓15 g
薄荷6 g　　　　大枣10 g　　　　仙茅10 g　　　　淫羊藿10 g
党参30 g　　　　白术15 g　　　　龙骨30 g（先煎）　牡蛎30 g（先煎）
酸枣仁15 g　　　生地黄15 g　　　百合30 g　　　　炙甘草10 g

水煎服，日一剂。

三诊（12-01）：患者自行购买二诊所述中药共10剂煎服，月经来潮，经量增多，色红，无血块。睡眠改善，仍多梦，脱发明显，无明显烘热汗出，四肢温，胃纳可，二便调，舌质红，苔薄白，脉弦。

处方（7剂）：

柴胡10 g　　　　当归10 g　　　　白芍15 g　　　　茯苓15 g
薄荷6 g　　　　大枣10 g　　　　龙眼肉15 g　　　党参15 g
酸枣仁15 g　　　生地黄15 g　　　百合30 g　　　　炙甘草10 g

水煎服，日一剂。

按语：患者由于家庭因素，情志不舒，肝气郁结，木不疏土，肝郁脾虚，出现一系列血不养心的失眠症与脾呆不运的纳呆症。《难经·六十六难》说："三焦者，原气之别使也，主通行三气，经历于五脏六腑。"肝气郁结，失其疏泄之功，肾的元气不能通过三焦达于四肢末梢，故出现肢冷畏寒。经疏肝健脾、温阳调冲后症状缓解；二诊出现口干，去二仙汤加百合地黄汤加减。

二十二、玉女煎

【组成】

石膏　熟地黄　麦冬　知母　牛膝

【主治】

胃热阴虚证。症见头痛、齿痛、齿松牙衄、烦热干渴，舌红苔黄。

【方义体会】

玉女煎为明代著名医家张景岳所创，首见于《景岳全书》卷五十一"新方八阵·寒阵"中。原方由"生石膏三五钱，熟地三五钱或一两，麦冬二钱，知母、牛膝各钱半"组成。原书所载其煎服法为"水一盅半，煎七分，温服或冷服"。方中石膏辛甘大寒，清胃火，为君药。熟地黄甘而微温，以滋肾水之不足，为臣药，君臣相伍，清火壮水，虚实兼顾。知母苦寒质润、滋清兼备，既助石膏清胃热而止烦渴，又助熟地黄滋养肾阴；麦冬微苦甘寒，助熟地黄滋肾，而润胃燥，且可清心除烦，二者共为佐药。牛膝导热引血下行，且补肝肾，为佐使药，以降上炎之火，止上溢之血。

【临床应用】

临床多用于治疗阴虚胃热所致糖尿病、口腔溃疡、牙痛、牙龈出血、消化道出血、三叉神经痛、多发性周围神经病等症。

【医案】

初诊日期：2015 - 08 - 11　　　　　　节气：立秋

姓名：李××　　性别：男　　　年龄：65 岁　　　民族：汉

婚否：已婚　　职业：退休工人　　居处环境：无特殊

主诉：右侧头面部反复疼痛 1 年余。

病史：患者 1 年前开始出现右侧头面部反复疼痛，常疼痛骤发，如刀割样或烧灼样剧烈性疼痛。外院诊断为三叉神经痛，平素服用卡马西平止痛，服药时疼痛缓解，停药复发，现左侧面部疼痛不适，口干且口臭，大便干结，纳可，睡眠一般，舌质暗红，苔薄黄，脉弦。血压 120/80 mmHg。

西医诊断：三叉神经痛。

中医诊断：面痛（胃火上炎）。

辨证分析：原发性三叉神经痛属中医"偏头痛""面痛"的范畴，本病初起易愈，久病则缠绵难已。其病机多由胃火熏蒸，循足阳明胃经上攻头面。治当清泻胃火为主。

治法：清胃火，滋肾阴。

处方：玉女煎加减（3 剂）。

石膏 30 g（先煎）　　白芷 15 g　　　川芎 15 g　　　知母 15 g

熟地黄 20 g　　　　黄芩 15 g　　　生地黄 20 g　　牛膝 20 g

僵蚕 10 g

水煎服，日一剂。

二诊（08 - 14）：右侧面颊部疼痛大减，卡马西平已减半量，口干口臭症状明显缓解，纳可，夜寐可，小便黄，大便稀。舌红苔黄，脉沉。原方续服7剂。随访患者右侧头面部疼痛几乎无再发，已停卡马西平。

按语：手足阳明经脉在面部循行部位似与三叉神经同出脑后，与三叉神经的三个分布于面部的分支所在区域近乎一致。本病初起易愈，久病则缠绵难已，临床上以胃火上炎型较为常见，其病机多由胃火熏蒸，循足阳明经上攻头面。该例患者胃热炽盛，循经上扰，以致疼痛反复发作。

关于玉女煎原方的适应证，景岳谓其"治水亏火盛，六脉浮洪滑大，少阴不足，阳明有余，烦热干渴，头痛，牙疼，失血等症"，并盛赞其功效如神。至于其应用禁忌，则强调指出"若大便溏泻者，乃非所宜"。由此可见，景岳玉女煎原方乃为阳明胃火有余，少阴肾水不足之证而设。阳明胃经之脉上行头面，入上齿中，故阳明胃火有余，循经上攻，则可见头痛、牙痛；若胃火上炎，灼伤脉络，则可见牙龈肿痛、出血；热扰心神则见心烦；若胃热日久，热耗少阴肾精，水亏难以上养，则可见烦热干渴，牙齿疼痛而摇。阳明与少阴同病，故治当清泻阳明与滋养肾阴同治。本方所用药物，多阴柔滋腻，过于寒凉，易伤脾胃阳气，有碍脾胃运化之功，故"大便溏泻者，乃非所宜"。玉女煎原方，乃取张仲景清泻阳明之名方白虎汤中的君臣之药石膏与知母二味，再加滋补肾阴的麦冬、熟地黄、牛膝而成。石膏与知母，乃辛寒与苦寒相配，可清解阳明有余之火，且知母苦寒而润，既善于清阳明之热，又可润燥养阴；熟地黄甘而微温，善养血滋阴，可补肾阴不足；麦冬甘寒生津，最善滋养肺胃，与熟地黄合伍，取其金水相生、肺肾互补之意；牛膝酸平，善于下行，既可补益肝肾，又可折上逆之火，导热下行。诸药合用，泻火与养阴相配，使清热泻火而不伤其阴，滋阴养液而不恋其邪，可谓补泻相宜，配伍严谨。患者经玉女煎加减治疗，症状改善，停用卡马西平，疗效显著。

二十三、四妙散

【组成】

黄柏　苍术　牛膝　薏苡仁

【主治】

湿热下注证。症见筋骨疼痛、下肢萎软无力、足膝红肿疼痛，或湿热带下、下部湿疮，小便短赤，舌苔黄腻。

【方义体会】

四妙散出自张秉成所著《成方便读》，是在二妙散的基础上加牛膝、薏苡仁，为清热祛湿的代表方剂，该方药少力专。方中苍术辛苦性温，苦香燥烈，外用可解风湿之邪，内服能化湿浊之郁，为祛风胜湿健脾之药；黄柏苦寒沉降，有清热燥湿、解毒疗疮之功；牛膝性善下行，能补肝肾，退湿热，强筋骨，而肾主骨，还有利于关节功能恢复；薏苡仁甘淡利湿、微寒，前人有"上清肺热、下理脾湿"之说，四药合用，具有湿热得以泄化、痹证得以清除之效。

【临床应用】

目前临床多用于治疗痹证、皮肤科疾病，如痛风性关节炎、膝关节骨性关节炎、腰椎病、湿疹、丹毒、带状疱疹等。

【医案】

初诊日期：2016 - 11 - 20　　　　　　节气：立冬

姓名：王××　　性别：男　　　　年龄：73 岁　　　民族：汉

婚否：已婚　　职业：退休

主诉：右足第一跖趾关节红肿疼痛10余年，再发1周。

病史：患者10余年前开始出现反复右足第一跖趾关节红肿疼痛，累及右膝关节出现游走性疼痛，服用秋水仙碱及吲哚美辛（消炎痛）后症状缓解，纳食可，多梦易醒，二便调。舌质黯红，苔黄厚腻，脉滑。

体格检查：右足第一跖趾关节红肿明显，局部肤温高。

辅助检查：UA 540 μmol/L。

西医诊断：痛风性关节炎。

中医诊断：痹证（湿热痹阻）。

辨证分析：患者长期居住于湿热环境，风湿热邪乘虚而入。患者阳热之体、阴虚之躯，素有内热，邪从热化。热邪甚者，煎灼阴液，致热痛而红肿。

治法：清热利湿、消肿止痛。

处方：四妙散加减（14 剂）。

苍术 15 g	黄柏 15 g	薏苡仁 30 g	川牛膝 15 g
金银花 30 g	连翘 15 g	蒲公英 15 g	土茯苓 30 g
山慈菇 15 g	虎杖 10 g	秦艽 15 g	秦皮 10 g
萆薢 15 g	牡丹皮 10 g	威灵仙 15 g	石斛 10 g

水煎服，日一剂。

二诊（12-5）：患者疼痛未再发作，口不干，纳可，二便调，舌淡红，苔黄，脉滑沉细。右足第一跖趾关节红肿较前明显消退，皮色暗红。

处方（14剂）：

黄芪30 g	党参10 g	白术10 g	茯苓35 g
山药15 g	薏苡仁30 g	金银花30 g	连翘15 g
苍术15 g	陈皮12 g	枳壳12 g	青风藤15 g（包煎）
秦皮10 g	秦艽15 g	泽泻10 g	猪苓15 g
石斛10 g			

水煎服，日一剂。

服药1月后未再发。

按语：临床上，痛风性关节炎患者多于痛风急性发作期就诊，主要表现为局部关节红肿热痛，证候以湿热为主。对此，笔者强调"急则治标"，以利湿清热、消肿止痛为要，方选四妙散加减，药用苍术、黄柏、川牛膝、薏苡仁、山慈姑、土茯苓、金银花、连翘。患者病程日久，反复发作，肿胀处色暗，加虎杖以清热解毒、活血化瘀。二诊，患者肿痛缓解后则应治本，以健脾理气燥湿为主，药用黄芪、党参、茯苓、白术、山药，加陈皮、枳壳、苦参等碱性药物助降尿酸。青风藤和秦皮也有降尿酸作用，因青风藤易致过敏，故应嘱咐患者包煎。肿胀较严重者，加泽泻、萆薢利水消肿；疼痛明显者，用威灵仙、秦艽以祛风湿通络止痛。

痛风是长期嘌呤代谢紊乱所致的疾病，其临床特点为高尿酸血症及由此而引起的痛风性关节炎反复发作，痛风石沉积、痛风石性慢性关节炎和关节畸形。痛风属中医痹证范畴，祖国医学曾有相同的病名，朱丹溪《格致余论》曾列"痛风论"专篇，将其病因概括为"痰浊凝涩"，疼痛特点为"夜间更甚"。《外台秘要》认为本病"大多是风寒暑湿之毒，因虚所致、将摄失理，受此风邪，经络结滞，蓄于关节之间，或在四肢，其疾昼静而夜发，发时彻骨疼痛"。笔者认为湿邪是导致此病的主要原因，湿性重浊，湿邪黏滞，湿邪浸淫关节转归有三：①郁而化热灼伤关节而致关节红、肿、热、痛。②阻滞关节而致关节不利出现关节肿痛。③湿浊久而不化，停聚为痰，留于关节，阻滞经络而致关节瘀阻出现关节肿胀、疼痛、紫暗。《素问·太阴阳明论》曰："伤于湿者，下先受之。"故痛风所致关节损伤以下肢关节为常见，主要累及跖趾关节。另外，饮食起居与痛风有密切关系，饮酒、过食肥甘、居住潮湿是痛风的常见诱因。急性关节炎发作时以关节肿胀、疼痛为主要临床表现。四妙散为治疗湿热下注诸证之方，理法方药与痛风病因病机甚是吻合。笔者在临床中用四妙散为基本方，辨证施治取得了满意疗效。

二十四、双合汤

【组成】

当归　川芎　白芍　生地黄　陈皮　半夏　白茯苓　桃仁　红花　白芥子　甘草

【主治】

痰瘀痹阻证。症见痹证日久，肌肉关节刺痛，固定不移或关节肌肤紫暗、肿胀，按之较硬，肢体顽麻或重浊，或关节僵硬变形，屈伸不利，有硬结、瘀斑。

【方义体会】

双合汤处方来源于《回春》卷四，是以二陈汤和桃红四物汤为主方，加白芥子以燥湿化痰、活血化瘀。方以二陈汤燥湿化痰，理气和中。半夏燥湿化痰、且能和胃降逆为君。橘红为臣，既可理气行滞，又能燥湿化痰。佐以白茯苓健脾渗湿，助化痰之力，健脾以杜生痰之源；加生姜，既能制半夏之毒，又能协助半夏化痰降逆，和胃止呕；复加少许乌梅，收敛肺气，与半夏、橘红相伍，散中兼收，防其燥散伤正之虞，均为佐药。以甘草为佐使，健脾和中，调和诸药。方以桃红四物汤活血行血，化瘀消肿。以桃仁、红花、川芎活血化瘀；熟地黄补血养阴，改为生地黄加强活血作用；当归补血养肝、活血止痛；白芍敛阴柔肝、缓急止痛。白芥子具有活血行气，通络止痛，搜痰，通滞的作用。方中活血养血，以活血为主，行中有补，则行而不泻；补中有行，则补而不滞。全方共奏燥湿化痰、活血行气之效。

【临床应用】

目前多用于治疗证属痰瘀阻络所致的类风湿性关节炎、中风后遗症、顽固性失眠、周围神经病等。

【医案】

初诊日期：2017-11-10　　　　　　　节气：立冬

姓名：邱××　　性别：男　　年龄：72岁　　民族：汉

婚否：已婚　　职业：退休　　居处环境：无特殊

主诉：关节疼痛肿大、屈伸不利7年，加重1月。

病史：患者7年前开始出现反复关节疼痛，刺痛为主，肌肉酸痛，伴双膝关节疼痛，屈伸不利。平素自服止痛药症状可缓解，未规律治疗。最近1月，上述症状加重，关节强直、麻木，伴倦怠乏力，身重嗜睡，纳呆。

体格检查：双膝关节屈伸不利，关节强直，舌体胖大，舌质紫暗，苔白腻，脉弦滑。

西医诊断：关节疼痛查因。

中医诊断：痹证（痰瘀痹阻）。

辨证分析：患者年老久病，痰瘀互结，留滞肌肤，闭阻经脉，故肌肉关节刺痛，肿胀，舌紫暗，苔白腻。

治法：化痰行瘀，蠲痹通络。

处方：双合汤加减（14剂）。

桃仁15 g	红花6 g	威灵仙10g	川牛膝15 g
当归尾10g	白芍10 g	茯苓10 g	半夏10 g
陈皮10 g	厚朴10 g	秦艽15 g	牡丹皮10 g
全蝎3 g	地龙9 g	川芎10 g	

水煎服，日一剂。

二诊（11-25）：患者疼痛减轻，刺痛缓解，苔腻，加胆南星10 g、白芥子10 g，继续服用14剂。

三诊（12-10）：患者关节疼痛明显好转，无麻木，可以少许活动，继续服用上方，1月后未再发作。

按语：因患者年老久病，久病入络，致使瘀血形成，与痰湿胶结不化，痰瘀互结。痹阻经络也是其病理产物。在治疗的整个过程中需要始终坚持化痰祛瘀通络的治疗原则。方中桃仁、红花、川芎活血化瘀；当归尾养血活血，祛瘀止痛；威灵仙、秦艽祛风除湿，通络止痛；地龙、全蝎入络搜风，活血化瘀；半夏、陈皮、茯苓健脾化痰；厚朴燥湿化痰；白芍柔筋止痛。复诊时，患者苔腻，加用胆南星、白芥子加强祛湿化痰之效。

～～～～～ 第三章 ～～～～～

针药结合治疗的优势病种

第一节 中 风

中风是以突然晕倒、不省人事，伴口角歪斜、语言不利、半身不遂，或不经昏仆仅以口角歪斜、半身不遂为主症的病症。

中风相当于西医学脑卒中的范畴，包括缺血性脑卒中（脑梗死、脑栓塞）及出血性脑卒中（脑出血和蛛网膜下腔出血）。

一、病因病机

本病发生与饮食不节、五志过极、年老体衰等因素有关，以风、火、痰、瘀为主要病理因素，病位在脑，病变涉及心、肝、脾、肾等脏。基本病机是脏腑阴阳失调，气血逆乱，上扰清窍，窍闭神匿，神不导气。

二、辨证要点

（一）中经络

以半身不遂、语謇、口角歪斜等为主症。兼见面红目赤、眩晕头痛、心烦易怒、口苦咽干、便秘、尿黄、舌红或绛、苔黄或燥、脉弦有力，为肝阳暴亢；肢体麻木或手足拘急、头晕目眩、苔白腻或黄腻、脉弦滑，为风痰阻络；口黏痰多、腹胀便秘、舌红、苔黄腻或灰黑、脉弦滑大，为痰热腑实；肢体软弱、偏身麻木、手足肿胀、面色淡白、气短乏力、心悸自汗、舌暗、苔白腻、脉细涩，为气虚血瘀；肢体麻木、心烦失眠、眩晕耳鸣、手足拘挛或蠕动、舌红、苔少、脉细数，为阴虚风动。

（二）中脏腑

以神志恍惚、迷蒙、嗜睡，或昏睡，甚者昏迷、半身不遂为主症。兼见神昏、牙关紧闭、口噤不开、肢体强痉，为闭证；面色苍白、瞳神散大、手撒口开、二便失禁、气息短促、多汗出、脉散或微，为脱证。

三、辨证用药

（一）中经络

1. 肝阳上亢证

证候：半身不遂，舌强语謇，口舌歪斜，眩晕头痛，面红目赤，心烦咽干，便秘尿黄。舌质红或绛，舌苔黄或燥，脉弦有力。

治法：清肝泻火，平肝潜阳。

方药：天麻钩藤饮加减。

2. 痰热腑实证

证候：半身不遂，舌强不语，口舌歪斜，口黏痰多，腹胀便秘，午后面红，烦热。舌质红，舌苔黄腻或灰黑，脉弦滑大。

治法：通腑泻热化痰。

方药：星蒌承气汤加减。

3. 风痰入络证

证候：肌肤不仁，手足麻木，突然发生口角歪斜，语言不利，口角流涎，舌强语謇，甚则半身不遂，或兼手足拘挛、关节酸痛等症。舌淡红，舌苔薄白，脉浮数。

治法：祛风化痰通络。

方药：真方白丸子加减。

4. 阴虚风动

证候：半身不遂，肢体麻木，舌强语謇，心烦失眠，眩晕耳鸣，手足拘挛或蠕动。舌质红或暗淡，少苔或光剥，脉细弦或数。

治法：滋阴潜阳，熄风通络。

方药：镇肝熄风汤加减。

5. 痰瘀阻络证

证候：口眼歪斜，舌强语謇或失语，半身不遂，肢体麻木，苔黄腻，舌暗紫，脉弦滑。

治法：活血化瘀，化痰通络。

方药：桃红四物汤合涤痰汤加减。

6. 气虚血瘀证

证候：肢体偏枯不用，肢软无力，面色萎黄，舌质淡紫或有瘀斑，苔薄白，脉细涩或细弱。

治法：益气养血，化瘀通络。

方药：补阳还五汤加减。

7. 肝肾亏虚证

证候：半身不遂，患肢僵硬，拘挛变形，舌强不语，或偏瘫，肢体肌肉萎缩，舌红，或舌淡红，苔少，脉沉细。

治法：滋养肝肾。

方药：左归丸合地黄饮子加减。

（二）中脏腑

1. 痰热内闭清窍

证候：起病骤急，神昏或昏愦，半身不遂，鼻鼾痰鸣，肢体强痉拘急，项背身热，躁扰不宁，甚则手足厥冷，频繁抽搐，偶见呕血，舌质红绛，舌苔黄腻或干腻，脉弦滑数。

治法：清热化痰，醒神开窍。

方药：羚角钩藤汤配合灌服或鼻饲安宫牛黄丸。

2. 痰湿蒙塞心神

证候：素体阳虚，突发神昏，半身不遂，肢体松懈，瘫软不温，甚则四肢逆冷，面白唇暗，痰涎壅盛，舌质暗淡，舌苔白腻，脉沉滑或沉缓。

治法：温阳化痰，醒神开窍。

方药：涤痰汤配合灌服或鼻饲苏合香丸。

3. 元气败脱，神明散乱（脱证）

证候：突然神昏或昏愦，肢体瘫软，手撒、肢冷、汗多，重则周身湿冷，二便失禁，舌痿，舌质紫暗，苔白腻，脉沉缓或沉微。

治法：益气回阳固脱。

方药：参附汤加减。

四、针灸治疗

（一）基本治疗

1. 肢体瘫痪

（1）中经络。

1）弛缓瘫专科处方。

治则：调神导气，疏通经络。

主穴：水沟、极泉、尺泽、内关、委中、三阴交、颞三针、运动区。

操作：先刺双侧内关穴，直刺0.5～1.0寸，采用捻转提插相结合的泻法，操作1分钟；再针刺水沟穴，在鼻中隔下向上斜刺0.3～0.5寸，用重雀啄泻法，以眼球湿润或流泪为佳；刺极泉时，在原穴位置下1寸心经上取穴，避开腋毛，直刺1.0～1.5寸，用提插泻法，以患者上肢抽动3次为度；刺尺泽时，屈肘120°角，直刺1寸，提插泻法，使前臂和手指抽动3次；刺三阴交时，沿胫骨内侧缘与皮肤成45°角，进针1.0～1.5寸，使针尖刺到三阴交穴，用提插补法，使下肢抽动3次。体针针刺得气后加电针，采用疏波，头针针刺得气后快速小捻转，间断平补平泻，留针30分钟。

2）痉挛瘫专科处方。

治则：调神导气，温通经络。

主穴：肩髃、曲池、外关、合谷、环跳、伏兔、解溪、太冲、颞三针、运动区、气海、关元、足三里。

操作：颞三针、运动区用毫针刺，针刺得气后快速捻转，间断平补平泻法，留针30分钟。肩髃、曲池、外关、合谷、环跳、伏兔、足三里、解溪、太冲，用细火针点刺，用止血钳夹持75%酒精棉球于穴位上方，将针身尽量烧红烧透，且尽量缩短进针距离，直刺顿刺（快进迟出，穴内留针30秒出针），出针后用押手轻轻宣散穴下气血，每个肢体每次取穴3个左右，每日1次。气海、关元、足三里温针，用30号1.5～2.0寸毫针，针身与皮肤成90°角，进针深度0.8～1.5寸，针刺得气后加用温针治疗。

（2）中脏腑。

治则：醒脑开窍，启闭固脱。

主穴：水沟、百会、内关。

配穴：闭证配十二井穴、太冲、合谷；脱证配关元、气海、神阙等。

操作：内关用泻法，水沟用强刺激，以眼球湿润为度；十二井穴用三棱针点刺出血；关元、气海用大艾炷灸，神阙用隔盐灸，不计壮数，以汗止、脉起、肢温为度。

2. 其他症状配伍治疗

（1）中枢性面舌瘫配伍方。

取穴：地仓、颊车、迎香。

操作：均取患侧穴，地仓、颊车均斜刺进针 1.0～1.5 寸，地仓穴针尖朝向颊车穴，颊车穴针尖朝向地仓穴，地仓、颊车互透，迎香穴斜刺 0.5～0.8 寸。针刺得气后快速小捻转间断平补平泻，得气后加电用疏波，共留针 30 分钟。

（2）失语配伍方。

取穴：言语Ⅰ区、言语Ⅱ区、言语Ⅲ区、廉泉。

操作：在言语Ⅰ、Ⅱ、Ⅲ区取健侧，言语Ⅰ区上点在前后正中线中点向后 0.5 cm，下点在眉枕线与鬓角发前缘相交处，下 2/5；言语Ⅱ区从顶骨结节后下方 2 cm 处引一平行于前后正中线的直线，向下取 3 cm 长直线；言语Ⅲ区从晕听区中点向后引 4 cm 长的水平线。言语区平刺 0.8～1.2 寸，得气后以 180～200 次/分的频率捻转 2 分钟，后加电用疏波；廉泉向舌根方向刺入 1.0～1.5 寸。共留针 30 min。

（3）假性延髓性麻痹配伍方。

取穴：舌三针。

操作：舌三针，以拇指第 1、2 指骨间横纹平贴于下颌前缘，拇指尖处为第 1 穴，其左右各旁开 1 寸为第 2、3 穴，进针时针尖向上直刺，直达舌下，刺入约 1 寸。得气后以 180～200 次/分的频率捻转 2 分钟，后加电用疏波。共留针 30 分钟。

（4）血管性痴呆配伍方。

取穴：神庭、本神、四神聪。

操作：平刺，针刺得气后快速小捻转间断平补平泻，留针 30 分钟。

（5）焦虑或抑郁状态配伍方。

取穴：神门、内关、合谷、太冲。

操作：针刺得气后快速小捻转间断平补平泻法，留针 30 分钟。

（6）便秘配伍方。

取穴：天枢、上巨虚、支沟。

操作：天枢、上巨虚深刺 2.0～2.5 寸，强刺激后加电，用疏波；支沟直刺 0.5 ～ 0.8 寸，采用平补平泻法，共留针 30 分钟。

（7）二便失禁、尿潴留配伍方。

取穴：中极、关元、曲骨。

操作：二便失禁取中极、关元、曲骨深刺 1.5 ～ 2.0 寸，强刺激并加电用疏波，或温针；尿潴留取中极、关元、曲骨向下斜刺或平刺 0.8 ～ 1.0 寸，勿直刺、深刺，以免刺破膀胱。共留针 30 分钟。

（8）肩手综合征配伍方。

取穴：肩髃、肩贞、抬肩、肩髎。

操作：取患侧肩髃、肩贞、抬肩、肩髎穴直刺 1.5 ～ 2.0 寸，采用平补平泻法，针刺得气后留针 30 分钟。

3. 辨证配穴

（1）肝阳上亢证：加太冲、太溪。

（2）痰热腑实证：加天枢、内庭。

（3）风痰入络证：加丰隆、合谷。

（4）阴虚风动证：加曲池、丰隆、内庭。

（5）痰瘀阻络证：血海、丰隆。

（6）气虚血瘀证：足三里、气海、血海。

（7）肝肾亏虚证：肝俞、肾俞、太溪。

（二）其他疗法

1. 头针疗法

（1）取穴：选顶颞前斜线、顶颞后斜线、顶旁 1 线及顶旁 2 线。

（2）操作：用 1.5 ～ 2.0 寸毫针平刺入头皮下，快速捻转 2 ～ 3 分钟，留针 30 分钟，留针期间反复行针。行针时和留针后嘱患者活动患侧肢体，此法在半身不遂早期应用疗效更好，留针时间可延长至数小时。

2. 穴位注射疗法

（1）取穴：肩髃、曲池、手三里、环跳、风市、阳陵泉、足三里等。

（2）操作：每次取 2 穴，采用丹参注射液或复方当归注射液或灯盏细辛注射液，每穴注射 2 mL，隔日 1 次，交替取穴。

3. 拔罐疗法

（1）取穴：大椎、肝俞、脾俞、肾俞、关元俞、督脉经穴、手足三阳经穴。

（2）操作：沿督脉由上向下走罐 5 ～ 6 次，以皮肤潮红为度。背俞穴及三阳经穴留罐 5 ～ 10 分钟，每日 1 次，10 次为 1 个疗程。

4. 穴位贴敷疗法

（1）取穴：天枢、大肠俞、上巨虚。

（2）药物：吴茱萸：黄芪：当归：肉桂 = 10：5：3：1。

（3）适应证：中风后便秘，辨证为虚秘者。

5. 耳穴疗法

（1）取穴：肢体偏瘫取肩、臂、肘、髋、膝、脑、神门；中风后焦虑、抑郁、失眠取神门、枕、心、肝、肾、皮质下。

（2）操作：消毒穴位后，用王不留行籽进行耳穴贴压，手法由轻到重，按至有热胀感和疼痛（以患者能耐受为度），每日按压 4 次以上，每次 2 分钟左右。两耳交替进行，每 3 天换 1 次。

五、按语

历代中风病曾经出现"外风""内风"以及"非风"等论点，但没有离开"内虚邪中"的观点，后代的医家也多在年老体衰，脏腑功能衰退，阴阳气血失调，气机失常，以致风、火、痰、瘀等标实为患的基础上延伸。目前，多数医家认为中风急性期偏于因风、火、痰、瘀等导致的标实之象，进入恢复期则虚象为主，病势趋于缓和，着力在补虚的基础上兼去标实之邪。笔者认为，气虚、痰瘀互结贯穿疾病始终，应时时注意补气化痰祛瘀通络。中风病可分为中经络、中脏腑，而总与络脉相关。络脉正是津与血相互转化的场所，因而一旦津或血的正常代谢失常，则易致痰瘀同病。因为痰来于津，瘀本乎血，津血在生理上同源，而又能相互转化，即津注脉中而为血，血充脉外而为津。而血瘀于脉外又成瘀，瘀久又可化水而成饮成痰。中风病急性期属瘀水互结者，着重化瘀利水，对于临床上神志昏蒙、头痛、恶心呕吐、舌暗红、苔黄腻、脉弦滑为主要临床表现者，治以活血利水为主，重用泽泻、泽兰、水蛭，佐以三七粉、茵陈、石菖蒲活血止血、清肝利湿、化痰开窍；若腑实便秘明显则应通腑泻下，借阳明胃腑之势引血气下行，泻热调气使痰瘀热邪不得续生，可重用大黄、枳实泻热通腑，加葛根升脾胃清阳，山楂化痰消食，降中有升，升中有降，主次分明。中风恢复期，虚象日渐明显，临床上常见病后伤正，正气亏虚，邪气难去。笔者认为应在大补元气，补益肝肾精血的基础上，着力活血祛瘀通络，以恢复脏腑气血运转，同时通过针灸辅助调理气血，沟通阴阳则疗效更佳。用药上多采用黄芪以培补元气，首乌、杜仲等补益精血，并在补虚的基础上，运用水蛭、桃仁、红花、川芎等祛瘀通络，再辅之以白术、陈皮、山楂等调理中焦，使正气得充，邪气得除，标本兼治，促进恢复期病人康复。且对于中风后肢体功能活动不佳者，亦鼓励进行早期康复训练，循序渐进，配合生活作息调摄，调畅情志，保证睡眠质量，能为后期恢复提供良好的基础。

第二节　眩　晕

眩晕是以自觉头晕眼花或视物旋转动摇为主症的病症。轻者发作短暂，平卧闭目片刻即安；重者如乘坐舟车，旋转起伏不定，以至于难以站立，恶心、呕吐；或时轻时重，兼见他症而迁延不愈，反复发作。

本病相当于西医的后循环缺血、高血压、耳源性眩晕、椎动脉型颈椎病等。

一、病因病机

本病发病多与忧郁恼怒、恣食厚味、劳伤过度、久病体虚等因素相关。本病病位在脑，与肝、脾、肾相关，基本病机为风、火、痰、瘀阻扰清窍，或气血不足、肾精亏虚，清窍失养。

二、辨证用药

1. 肝阳上亢证

证候：眩晕耳鸣，头痛且胀，遇劳、恼怒加重，肢体震颤，失眠多梦，急躁易怒。舌红苔黄，脉弦。

治法：平肝潜阳，健脾祛湿。

方药：止眩汤（专科制剂）：天麻、茯苓、白术、炙甘草、桂枝、牛膝。止眩汤加钩藤、桑叶、菊花、石决明等。

2. 肾精亏损证

证候：眩晕日久不已，视力减退，两目干涩，少寐健忘，心烦口干，耳鸣，神疲乏力，腰膝酸软，遗精。舌红苔薄，脉弦细。

治法：补肾益精。

方药：止眩汤加减。

加减：偏于肾阴虚加何首乌、熟地黄、枸杞子、龟甲等；偏于肾阳虚加熟附子、肉桂、菟丝子、鹿角霜等。

3. 气血虚弱证

证候：头晕目眩，动则加剧，遇劳则发，面色㿠白，爪甲不荣，神疲乏力，心悸少寐，纳食减少，便溏。舌淡，苔薄白，脉弱。

治法：补气益血，益脑止眩。

方药：止眩汤加党参、黄芪、酸枣仁、当归等。

4. 痰湿阻滞证

证候：眩晕，头重如蒙，视物旋转，胸闷，恶心欲呕，呕吐痰涎，食少多寐。舌淡，苔白腻，脉弦滑。

治法：燥湿祛痰，健脾益气。

方药：止眩汤加半夏、陈皮、石菖蒲等。

三、针灸治疗

（一）基本治疗

治法：平肝潜阳，化痰定眩。以督脉、足少阳经穴为主。

主穴：百会、颈夹脊、风池穴。

配穴：肝阳上亢：加行间、侠溪、太溪；肾精亏损：加太溪、三阴交、肾俞；气血虚弱：加气海、脾俞、胃俞；痰湿阻滞：加中脘、丰隆、阴陵泉。

操作：百会穴针刺得气后加长约 2 cm 艾条置于针柄点燃施灸。选取病变椎体相对应之夹脊穴及风池穴（双），夹脊穴直刺 0.5～0.8 寸，刺风池穴时，针尖微下，向鼻尖斜刺 0.8～1.2 寸，针刺后接通电针机，调至疏密波，强度以患者能耐受为宜，每次 20 分钟。每天 1 次，10 天为 1 个疗程。

（二）其他疗法

1. 头针疗法

取穴：顶中线、枕下旁线。

操作：采用中等刺激，留针 30 分钟。

2. **刺络放血疗法**

取穴：印堂、太阳、头维、百会等穴。

操作：局部常规消毒后，用三棱针点刺出血数滴，适用于眩晕实证者。

3. **穴位贴敷疗法**

取穴：肝阳上亢证取颈夹脊、肝俞、三阴交；肾精亏损证取颈夹脊、肾俞、肝俞；气血虚弱证取颈夹脊、脾俞、足三里；痰湿阻滞证取丰隆、足三里、脾俞。

药物：止痹贴——白芥子、细辛、延胡索、杜仲、白芍、川芎、肉桂各等份，蜂蜜调和。

操作：将适量药物贴敷于腧穴处，3～4小时后取下，每日或隔日1次。

4. **耳穴疗法**

取穴：肾上腺、皮质下、枕、脑、神门、额、内耳。

操作：每次取4～6穴，消毒穴位后，采用耳穴压丸法，每日按压4次以上，每次2分钟左右。两耳交替进行，每3天换1次压丸。

四、按语

眩晕为临床常见病证，多见于中老年人，亦可发于青年人。本病可反复发作，妨碍正常工作及生活，临床上用中医中药防治眩晕，对控制眩晕的发生、发展具有较好疗效。笔者认为引起眩晕的病因很多，病机也不尽相同，治疗原则主要是补虚泻实，调整阴阳。虚证以肾精亏虚、气血衰少居多，精虚者填精生髓，滋补肝肾；气血虚者宜益气养血，调补脾肾。实证则以潜阳、泻火、化痰为主要治法。本病虽以肝肾阴虚、气血亏虚的虚证多见，但由于阴虚无以制阳，或气虚则生痰酿湿等，可因虚致实，而转为本虚标实之证；另一方面，肝阳、肝火、痰浊等实证日久，也可伤阴耗气，而转为虚实夹杂之证。临床证型复杂多样，以上方剂可随证加减，也可多方合用，不要拘泥。

笔者数年临床观察发现，颈性眩晕多实少虚，实以痰著，其病缘于脾湿生痰，清阳不升，浊阴不降，痰浊上扰，蒙蔽清窍所致。正如《丹溪心法·头眩》辨证偏于痰，有"无痰不作眩"的主张，故以"治痰为先"的方法。

笔者治疗眩晕病，温阳化气贯穿于治疗始终。痰湿为眩晕的主要病理因素，湿为水之渐，湿聚而痰饮生，水谷不化精津则水反为湿、谷反为止滞。津停为饮，津凝为痰。临证除注重辨证论治外，更应善用经方治疗眩晕，尤以"苓桂剂"为首推。苓桂剂是指《伤寒论》中以茯苓、桂枝为主药的方剂，其中包括苓桂术甘剂、苓桂姜甘剂等，主要治疗水气上冲证。水气上冲的病机是和心、脾、肾的阳气虚衰有关，而心阳虚衰，又为发病的关键。水寒之气先犯心下的胃脘部位，则胃中胀满，若再上冲于胸，因胸为心之城郭，阳气之所会，今被水寒所抑，则自觉憋闷；胸又为心肺所居之地，水寒之气犯胸，则心肺必蒙其害。若肺气受阻，则咳嗽、短气；若心阳被凌，则心悸不安；如水气再往上冲，必冒蔽清阳之气，症见头目眩晕，动则尤甚。笔者临证善用苓桂剂为主方，结合辨证加减用药治疗眩晕，疗效满意。

第三节　蛇　串　疮

蛇串疮是以皮肤突发簇集状疱疹，呈带状分布，并伴强烈痛感为主症的病症。因其累如串珠，分布于腰、胁肋，状如蛇形，名"蛇串疮""缠腰火丹"等。

本病相当于西医学的带状疱疹，是由水痘-带状疱疹病毒所致的急性疱疹性皮肤病。

一、病因病机

本病发生常与情志不畅、过食辛辣厚味、感受火热时毒等因素有关。本病病位在皮部，主要与肝、脾相关。基本病机是火毒湿热蕴蒸于肌肤、经络。

二、辨证用药

1. 肝胆湿热证

证候：皮损鲜红，疱壁紧张，灼热刺痛，伴口苦咽干，烦躁易怒，大便干或小便黄，舌质红，苔薄黄或黄厚，脉弦滑数。

治法：清热利湿，解毒止痛。

方药：龙胆大黄合剂加减。

2. 脾虚湿郁证

证候：疱疹颜色较淡，疱壁松弛，口不渴，食少腹胀，大便时溏。舌质淡，舌苔白或白腻，脉沉或滑。

治法：健脾益气，解毒止痛。

方药：除湿胃苓汤加减。

3. 气滞血瘀证

证候：皮疹消退后局部疼痛不止，舌质暗，苔白，脉弦。

治法：行气活血，通络止痛。

方药：疏肝化瘀止痛汤加减。

三、针灸治疗

（一）基本治疗

治法：泻火解毒，通络止痛。以局部阿是穴、病变相应节段夹脊穴及手足少阳经腧穴为主。

主穴：阿是穴、夹脊穴、支沟、后溪。

配穴：肝胆湿热加阳陵泉、外丘；脾虚湿郁加阴陵泉、足三里；气滞血瘀加合谷、血海、太冲。

操作：火针＋电针。

火针操作：患者取卧位，在已选阿是穴、夹脊穴上用安尔碘消毒，点燃酒精灯，左手持酒精灯，右手持中粗火针在酒精灯的外焰加热针体，直至将针尖烧至红白后，迅速、准确地刺入疱疹中央 0.2～0.3 cm。根据疱疹数量的多少，每次选择 3～5 个疱疹，每个疱疹针刺 2 次，术毕按压约 30 秒，涂上一层万花油。每日 1 次，5～7 天为 1 个疗程（阿是穴以皮疹全部结痂为度）。在病变节段夹脊穴外涂一层万花油，右手持粗火针在酒精灯的外焰加热针体，直至将针尖烧至红白后，迅速准确地刺入夹脊穴 0.2～0.3 cm，术毕涂一层万花油；以上操作隔天 1 次。7～10 天为 1 个疗程。

电针疗法操作：患者取卧位，夹脊穴只选取患侧，用 30 号 1.5 寸针，针刺得气后，接电针仪，同一输出的负、正电极分别接到病变对应神经节段上下各一节段的两处夹脊穴。支沟穴、后溪穴用 30 号 1.0～1.5 寸毫针，针身与皮肤呈 90°，进针深度 0.5～0.8 寸；针刺得气后接电针仪。以上电针操作采用疏密波，强度以患者耐受为度，通电 30 分钟后出针，每天 1 次，

10 天为一个疗程。

（二）其他疗法

1. 灯火灸疗法

（1）取穴：阿是穴。

（2）操作：用灯心草蘸麻油，点燃后对准水疱中央点轻灼，发出清脆啪声即可。水疱破处可涂碘伏消毒。

2. 艾灸疗法

（1）取穴：疱疹患处阿是穴。

（2）操作：用艾灸回旋灸，以热引热，外透毒邪。每个部位施灸 3 ～ 5 分钟。

3. 铺棉灸法

（1）取穴：阿是穴。

（2）操作：将脱脂干棉花撕成薄如蝉翼（薄棉片中切勿有洞眼），约 3 cm×3 cm 大小的棉片，根据皮损的面积决定施灸棉片的数量。铺在局部皮疹上，用火柴点燃棉花，棉花迅速燃尽，此时患者只有轻微的烧灼感，每次施灸 3 遍。

4. 放血疗法

（1）取穴：耳尖。

（2）操作：患者坐位，对耳尖常规消毒后，采用皮试针头对准耳尖快速点刺出血，每日 1 次，两耳交替执行。

5. 叩刺拔罐法

以梅花针叩刺发病部位相应的脊神经分布区域及背俞穴，并叩刺阿是穴，以微微出血为度，然后加拔火罐。局部结痂后不再叩刺局部。

6. 穴位注射疗法

（1）取穴：病变节段夹脊穴，每次取 2 穴，交替取穴，每天 1 次。

（2）用药：甲钴胺注射液，每穴注入 1 mL。

7. 耳穴疗法

（1）取穴：肝、肺、肾上腺、交感、神门等穴。

（2）操作：消毒穴位后，采用耳穴压丸法，每日按压 4 次以上，每次 2 分钟左右。两耳交替进行，每 3 天换 1 次。

四、按语

带状疱疹主要是由于正气不足、感染湿热邪毒而发，与肝、肺、脾三脏密切相关，病机主要为肝胆湿热毒邪为主。西医治疗本病主要通过抗病毒、营养神经及糖皮质激素治疗等。笔者认为，中医治疗带状疱疹疗效显著，在缩短病程、减少疼痛方面效果良好。对于本病早期多以清利肝胆湿热为主，后期多以活血化瘀止痛为主，每每能取得良好的效果。治疗期间患者饮食宜清淡，多吃水果蔬菜，忌辛辣刺激、膏粱厚味之品，少食煎烤、油炸食物，忌食海鲜等发物，禁烟酒；并注意增强体质，提高机体免疫功能。

第四节 腰 痛

腰痛是指由感受外邪、跌仆损伤、年老体衰、劳欲过度等致病因素，导致腰部经络气血运行不畅，或腰府失养，出现腰部一侧、两侧，或腰脊正中部位疼痛的病证，又称"腰脊痛"。腰为肾之府，肾经贯脊络肾，督脉并于脊里，故本病与肾及足太阳膀胱经、督脉等关系密切。

本病可见于西医学的腰肌劳损、棘间韧带损伤、肌肉风湿、腰椎及椎间盘病变等，肾脏病变及妇女的盆腔疾患等常可放射性传导到腰部引起腰痛。

一、病因病机

（1）外邪侵袭。多由居处潮湿，或劳作汗出当风，或冒雨涉水，或长夏之季，劳作于湿热交蒸之处，寒湿、湿热、暑热等六淫邪毒乘劳作之虚，侵袭腰府，造成腰部经脉受阻，气血不畅而发生腰痛。

（2）气滞血瘀。劳作太过，腰部持续用力，或长期体位不正，或腰部用力不当，屏气闪挫，跌仆外伤，劳损腰府筋脉气血，或久病入络，气血运行不畅，均可使腰部气机壅滞，血络瘀阻而生腰痛。

（3）肾亏体虚。先天禀赋不足，加之劳累太过，或久病体虚，或年老体衰，或房事不节，以致肾精亏损，无以濡养腰府筋脉而发生腰痛。

本病基本病机是气血阻滞，或精血亏虚，经络失于温煦、濡养。

二、经络辨证

疼痛位于腰脊中线部，并有明显压痛，为督脉经证；疼痛位于腰脊两侧，并有明显压痛，为足太阳膀胱经证。

三、辨证用药

1. 寒湿腰痛

证候：腰部冷痛重着，转侧不利，逐渐加重，每遇阴雨天或腰部感寒后加剧，痛处喜温，得热则减，苔白腻而润，脉沉紧或沉迟。

治法：散寒除湿，温经通络。

方药：甘姜苓术汤加减。

2. 湿热腰痛

证候：腰髋弛痛，牵掣拘急，痛处伴有热感，每遇夏季或腰部着热后加剧，遇冷痛减，口渴不欲饮，尿色黄赤，或午后身热，微汗出，舌红苔黄腻，脉濡数或弦数。

治法：清热利湿，舒筋止痛。

方药：加味四妙散。

3. 瘀血腰痛

证候：痛处固定，或胀痛不适，或痛如锥刺，日轻夜重，或持续不解，活动不利，甚则不能转侧，痛处拒按，面晦唇暗，舌质暗或有瘀斑，脉多弦涩或细数。病程迁延，常有外伤或劳损史。

治法：活血化瘀，通络止痛。

方药：身痛逐瘀汤加减。

4. 肾阴虚腰痛

证候：腰痛以酸软为主，喜按喜揉，腿膝无力，遇劳则甚，卧则减轻，常反复发作。伴心烦失眠，口干咽燥，面色潮红，手足心热，舌红少苔，脉弦细数。

治法：滋补肾阴，濡养筋脉。

方药：左归丸加减。

5. 肾阳虚腰痛

证候：腰痛以酸软为主，喜按喜揉，腿膝无力，遇劳则甚，卧则减轻，常反复发作。可伴有少腹拘急，面色㿠白，手足乏力，舌淡脉沉细。

治法：补肾壮阳，温煦经脉。

方药：右归丸加减。

四、针灸治疗

（一）基本治疗

治法：舒筋活络，通经止痛。以局部阿是穴及足太阳膀胱经腧穴为主。

主穴：阿是穴、肾俞、大肠俞、委中。

配穴：寒湿腰痛加腰阳关；湿热腰痛加大椎、腰阳关；瘀血腰痛加膈俞、次髎；肾虚腰痛加命门、志室；下肢疼痛明显者加委中、阳陵泉。

操作：肾俞、大肠俞、阿是穴针刺得气后加用温针灸，委中平补平泻。

（二）其他疗法

1. 穴位贴敷疗法

（1）取穴：寒湿腰痛证取腰阳关、肾俞、大肠俞；湿热腰痛证取大肠俞、腰阳关、委中；瘀血腰痛证取膈俞、肾俞、大肠俞；肾虚腰痛证取肾俞、命门、大肠俞。

（2）操作：将白芥子、细辛、延胡索、杜仲、白芍、川芎、肉桂各等份，蜂蜜调和，贴敷于腧穴上，4～6小时后取下。

2. 中药熏洗疗法

（1）药物组成：通痹洗方——当归30 g、三七10 g、艾叶20 g、土鳖虫20 g、红花10 g、入地金牛20 g、海桐皮20 g。

（2）操作：以上方打粉，将药粉倒入腿浴盆中，加1 000 mL开水，待水温40～45 ℃时泡腿、足，30分钟/次，10次为1个疗程。适用于寒湿腰痛证、肾虚腰痛证、瘀血腰痛证。

3. 雷火灸疗法

（1）取穴：肾俞、膀胱俞。

（2）操作：患者取俯卧位，充分暴露腰部，选取肾俞和膀胱俞（交替使用），打开双孔灸盒上面的盖子，将一根雷火灸分为两段点燃后分别插入两个灸孔，里面的卡子可以使艾条固定不松动，然后再把盖子合上，将温灸盒放置在所选穴位上，用弹性松紧带固定灸盒，外用毛巾覆盖，保留热量，每次每穴 20 分钟。

4. 穴位注射疗法

（1）取穴：阿是穴、肾俞、大肠俞。

（2）操作：每天取两穴，进针得气后，每穴注入灯盏细辛注射液 2 mL 或甲钴胺注射液 1 mL，每天 1 次，以上诸穴交替执行。灯盏细辛注射液适用于疼痛为主的患者；甲钴胺注射液适用于伴有麻木症状患者。

5. 刺络拔罐疗法

（1）取穴：委中。

（2）操作：患者俯卧位，充分暴露膝部，常规消毒委中穴局部，用止血钳夹持 75% 酒精棉球于穴位上方，将中粗火针针身最大长度的烧红烧透，并尽量缩短进针距离，迅速准确地刺入穴位 0.5 ～ 0.8 cm，然后选择大小合适的玻璃罐，迅速拔按在刺络部位。留罐 3 ～ 5 分钟，出血 3 ～ 5 mL，取罐后用安尔碘消毒患处。本法适用于寒湿腰痛、湿热腰痛和瘀血腰痛者。

6. 皮肤针疗法

（1）取穴：阿是穴。

（2）操作：局部常规消毒后，采用皮肤针叩刺出血，加拔火罐。本法适用于寒湿腰痛或瘀血腰痛者。

7. 针刀疗法

（1）取穴：阿是穴。

（2）操作：在腰部痛点，行小针刀治疗，每周 1 次。本法适用于第 3 腰椎横突综合征。

五、按语

笔者认为腰腿痛的发病原因是风寒湿夹杂，邪气乘虚而入，局部经络痹阻不通，不通则痛；或后天肝肾不足，营卫不和，关节筋肉失养，气血不畅，不荣则痛。广东地处华南，气候炎热，雨水较多，腰痛、痹证发病率比较高，具有地域特点。

实证类应辨清寒热，祛邪为主。风胜者，可用防风、羌活、威灵仙；寒盛者，可用川乌、草乌、桂枝、麻黄、熟附子、姜黄；湿胜者，可用薏苡仁、苍术、羌活、独活、防己；热盛者，可用石膏、知母、忍冬藤、海桐皮、桑枝等。但临床上风寒湿热之邪不能截然分开，往往相兼出现。故在辨证时，应分清孰轻孰重，灵活掌握，选用恰当的药物攻逐邪气。

虚证类应辨清虚在何脏何腑，扶正祛邪。本病日久不愈，多可伤及人体阴阳气血，导致气血虚弱，阴阳失调，肝肾亏虚，表现出以虚为主，或虚实夹杂的证候，再用攻邪为主，往往更伤其正，给治疗带来一定的困难。故对虚证类病人以虚证为主时，应辨清虚在何脏何腑，制定以补虚为主，或攻补兼施的治疗方法。

健脾除湿，应贯穿始终。多种类型的腰腿痛均可兼夹湿邪而致病。且湿为阴邪，重着黏腻，不易祛除。如祛湿不当，可使病情迁延不愈；常用的药物如茯苓、白术、薏苡仁、苍术等。如脾阳虚甚湿邪较重者，可酌加温阳补肾之品。

活血化瘀，不可忽视。《素问·痹论》曰："病久入深，荣卫之行涩，经络时疏，故不通。"叶天士则更是明确提出久病入络。故多选用当归、川芎、赤芍、鸡血藤、丹参之类药物。如病程迁延，久病入络，以活血祛瘀，逐瘀通络为妙，药用制乳香、制没药、皂角刺、穿山甲等。病程较久者，若配伍使用搜惕祛风药物如全蝎、地龙、蜈蚣、僵蚕等虫类药物，疗效更佳。

适当加用引经药。引药至病所：如上肢加桑枝或羌活，下肢加牛膝或独活；邪结聚在骨加补肝肾的药，如补骨脂、杜仲、桑寄生等；在肉则加白术或薏苡仁，取"脾主肌肉"之意。引药归经脉，如加用威灵仙或丝瓜络等。

第四章

内科疾病的针药结合治疗

第一节 不 寐

不寐，是以经常不能获得正常睡眠为特征的一类病证，主要表现为睡眠时间、深度的不足，轻者则入睡困难，或寐而不酣，时寐时醒，或醒后不能再寐，重则彻夜不寐。

西医的神经官能症、更年期综合征、高血压、甲亢、贫血、动脉粥样硬化症等疾患中出现的失眠可参照本病辨证论治。

一、病因病机

失眠是由于情志所伤、饮食内伤、病后及年迈、禀赋不足、心虚胆怯等病因，引起心神失养或心神不安。其中，以情志、饮食或气血亏虚等内伤病因居多，其基本病机以心血虚、胆虚、脾虚、肾阴亏虚进而导致心失所养及由心火偏亢、肝郁、痰热、胃失和降进而导致心神不安两方面为主。其病位在心，但与肝、胆、脾、胃、肾关系密切。

二、辨证用药

1. 心火偏亢

证候：心烦不寐，躁扰不宁，怔忡，口干舌燥，小便短赤，口舌生疮，舌尖红，苔薄黄，脉细数。

治法：清心泻火，宁心安神。

方药：朱砂安神丸加减。

2. 肝郁化火

证候：急躁易怒，不寐多梦，甚至彻夜不眠，伴有头晕头胀，目赤耳鸣，口干而苦，便秘溲赤，舌红苔黄，脉弦而数。

治法：清肝泻火，镇心安神。

方药：龙胆泻肝汤加减。

3. 痰热内扰

证候：不寐，胸闷心烦，泛恶，嗳气，伴有头重目眩，口苦，舌红苔黄腻，脉滑数。

治法：清化痰热，和中安神。

方药：黄连温胆汤加减。

4. 胃气失和

证候：不寐，脘腹胀满，胸闷嗳气，嗳腐吞酸，或见恶心呕吐，大便不爽，舌苔腻，脉滑。

治法：和胃化滞，宁心安神。

方药：保和丸加减。

5. 阴虚火旺

证候：心烦不寐，心悸不安，腰酸足软，伴头晕，耳鸣，健忘，遗精，口干津少，五心烦热，舌红少苔，脉细数。

治法：滋阴降火，清心安神。

方药：六味地黄丸合黄连阿胶汤加减。

6. 心脾两虚

证候：多梦易醒，心悸健忘，神疲食少，头晕目眩，伴有四肢倦怠，面色少华，舌淡苔薄，脉细无力。

治法：补益心脾，养心安神。

方药：归脾汤加减。

7. 心胆气虚

证候：心烦不寐，多梦易醒，胆怯心悸，遇事易惊，伴有气短自汗，倦怠乏力，舌淡，脉弦细。

治法：益气镇惊，安神定志。

方药：安神定志丸合酸枣仁汤加减。

三、针灸治疗

（一）基本治疗

治法：调和阴阳，安神利眠。以督脉、手少阴及足太阴经穴、八脉交会穴为主。

主穴：百会、安眠、神门、三阴交、照海、申脉。

配穴：心火偏亢加大陵、劳宫；肝郁化火加太冲、行间；痰热内扰加丰隆、内庭；胃气失和加中脘、足三里；阴虚火旺加心俞、太溪；心脾两虚加心俞、脾俞；心胆气虚加心俞、胆俞。伴噩梦多者加厉兑、隐白；伴头晕者加风池、悬钟；重症不寐加神庭、印堂、四神聪。

操作：毫针刺，泻申脉，补照海，其他按虚补实泻操作。

（二）其他疗法

1. 耳穴疗法

（1）取穴：皮质下、心、神门、肝、肾、脾、垂前、交感。

（2）操作：每次选 3 ～ 5 穴，采用耳穴压丸法，每日按压 4 次以上，每次 2 分钟左右。两耳交替进行，每 3 天换 1 次。

2. 皮肤针疗法

从项部至腰部，沿督脉和足太阳膀胱经第 1 侧线，用皮肤针自上而下叩刺，以皮肤潮红为度。

3. 拔罐疗法

从项部至腰部，循足太阳膀胱经第 1、2 侧线，自上而下行走罐疗法，以背部潮红为度。

4. 穴位埋线疗法

（1）取穴：心俞、肝俞、胆俞、脾俞、足三里、三阴交。

（2）操作：每次选 4 ～ 6 穴，埋入 3 - 0 号医用羊肠线。每月 1 ～ 2 次。

四、按语

失眠之病因繁多，病理机制也不尽相同，但最终皆要责之于"心神不安"，此乃"不寐不独于心，又不离于心"，总结起来，影响"心神安定"

之因素主要包括脾血虚不能营心或运化失司滋生饮食、痰邪等扰乱神机，肝脏阳气亢盛或疏泄失调，肾阴阳失调导致的心肾不交。从患者发病久暂来看，则新发病者多与心、肝二脏或者饮食、痰饮之邪相关，久病者多与脾、肾功能受损关系密切。从患者发病年龄看，中青年睡眠障碍类人群通常无明显器质性疾病，多因无规律作息、工作或学习压力大而肝失疏泄或者思虑伤脾，临床辨证以实证居多，治疗多以疏肝气、清心火为主，同时需教导患者戒除不良作息习惯，调畅情志方可收功；而老年患者大多伴有慢性基础病，属于中医学中"久病耗伤"或者"年老而脉道不利、气血虚弱"之范畴，所以多表现为以气血虚弱、心肾失交为主，此类患者当以补益气血为主，疏肝理气为辅。另外需要注意的是，伴随疾病的有效治疗，生活方面要坚持规律运动，张弛有度，家庭和谐，精心调养，否则难治。

明确了不寐的基本病机特点，笔者概括其治疗之关键在于针对性地补虚泻实，无邪而不寐者，补气虚则心神得安而寐寐有时，然有邪而不寐者，去其邪而神自安也，即在调整并恢复脏腑气血阴阳安定和谐的基础上，另外辅佐以安神益心之剂是本病的基本治疗方法。安神法的使用要结合临床不同患者的病机特点，而分别选用养心安神、镇心安神、清心安神等具体治法，实证宜泻其有余，比如行气解郁、清泄肝火、疏肝理气、消导和中等法；虚证当补其虚损为主，比如采用益气养血、健脾养心、温补元阴元阳以交通心肾。临床针对不寐患者除了对证施治，还需注意教导患者配合科学的作息、运动习惯以及心理疏导，以消除紧张焦虑，保持情志畅达，从而达到改善睡眠质量的目的。

第二节 郁 证

郁证是以心情抑郁、情绪不宁，胸部满闷，胁肋胀满，或易怒易哭，或咽中如有异物梗塞等为主症的一类病证。古代文献记载的"梅核气""脏躁""百合病"等都属于本证范畴。

本病可见于西医学的抑郁症、癔症及焦虑症、围绝经期综合征等疾病。

一、病因病机

情志内伤是郁证的致病原因。但情志因素是否造成郁证，除与精神刺激的强度及持续时间的长短有关之外，也与机体本身的状况有极为密切的关系。正如《杂病源流犀烛·诸郁源流》说："诸郁，脏气病也，其原本于思虑过深，更兼脏气弱，故六郁之病生焉。"这说明机体的"脏气弱"是郁证发病的内在因素。

郁证的病因是情志内伤。其病机主要为肝失疏泄，脾失健运，心失所养及脏腑阴阳气血失调。郁证初起，病变以气滞为主，常兼血瘀、化火、痰结、食滞等，多属实证。病久则易由实转虚，随其影响的脏腑及损耗气血阴阳的不同，而形成心、脾、肝、肾亏虚的不同病变。

二、辨证用药

1. 肝气郁结
证候：精神抑郁，情绪不宁，胸部满闷，胁肋胀痛，痛无定处，脘闷嗳气，不思饮食，大便不调，苔薄腻，脉弦。

治法：疏肝解郁，理气畅中。

方药：柴胡疏肝散加减。

2. 气郁化火
证候：性情急躁易怒，胸胁胀满，口苦而干，或头痛、目赤、耳鸣，或嘈杂吞酸，大便秘结，舌质红，苔黄，脉弦数。

治法：疏肝解郁，清肝泻火。

方药：丹栀逍遥散。

3. 血行郁滞
证候：精神抑郁，性情急躁，头痛，失眠，健忘，或胸胁疼痛，或身体某部有发冷或发热感，舌质紫暗，或有瘀点、瘀斑，脉弦或涩。

治法：活血化瘀，理气解郁。

方药：血府逐瘀汤。

4. 痰气郁结
证候：精神抑郁，胸部闷塞，胁肋胀满，咽中如有物梗塞，吞之不下，咯之不出，苔白腻，脉弦滑。

按：本证亦即《金匮要略·妇人杂病脉证并治》所说"妇人咽中如有炙脔，半夏厚朴汤主之"之症。《医宗金鉴·诸气治法》将本症称为"梅核气"。

治法：行气开郁，化痰散结。

方药：半夏厚朴汤加减。

5. 心神惑乱

证候：精神恍惚，心神不宁，多疑易惊，悲忧善哭，喜怒无常，或时时欠伸，或手舞足蹈，骂詈喊叫，舌质淡，脉弦。多见于女性，常因精神刺激而诱发。

按：本证临床表现多种多样，但同一患者每次发作多为同样几种症状的重复。《金匮要略·妇人杂病脉证并治》将此种证候称为"脏躁"。

治法：甘润缓急，养心安神。

方药：甘麦大枣汤。

6. 心脾两虚

证候：多思善疑，头晕神疲，心悸胆怯，失眠，健忘，纳差，面色不华，舌质淡，苔薄白，脉细。

治法：健脾养心，补益气血。

方药：归脾汤。

7. 心阴亏虚

证候：情绪不宁，心悸，健忘，失眠，多梦，五心烦热，盗汗，口咽干燥，舌红少津，脉细数。

治法：滋阴养血，补心安神。

方药：天王补心丹。

8. 肝阴亏虚

证候：情绪不宁，急躁易怒，眩晕，耳鸣，目干畏光，视物不明，或头痛且胀，面红目赤，舌干红，脉弦细或数。

治法：滋养阴精，补益肝肾。

方药：滋水清肝饮。

三、针灸治疗

（一）基本治疗

治法：调神疏肝，理气解郁。以督脉及手足厥阴、手少阴经腧穴为主。

主治：百会、印堂、神门、太冲、内关。

配穴：肝气郁结加期门；气郁化火加行间、侠溪；血行郁滞加膈俞、血海；痰气郁结配丰隆；心神惑乱配通里、心俞；心脾两虚配心俞、脾俞；心阴亏虚加大陵、心俞；肝阴亏虚加肝俞、肾俞。咽部异物梗塞感明显者配天突、照海。

操作：毫针刺，按虚补实泻法操作。

（二）其他疗法

1. 耳穴疗法

（1）取穴：心、枕、皮质下、肝、内分泌、神门。

（2）操作：每次选4～6穴，采用耳穴压丸法，每日按压4次以上，每次2分钟左右。两耳交替进行，每3天换一次压丸。

2. 穴位注射疗法

（1）取穴：心俞、肝俞、脾俞、足三里。

（2）操作：每次取2穴，采用丹参注射液，或维生素 B_1 注射液，或维生素 B_{12} 注射液，每次每穴注入0.3～0.5 mL，每日或隔日1次。

四、按语

随着社会的飞速发展，人们的心理压力不断增大，郁证成为临床常见的内科疾病之一。其外因为情志所伤，其内因为脏器易虚。基本病机为气机郁滞，脏腑功能失调，与心、肝、脾密切相关。病变初起多实，以六郁见证为主，尤以气郁为主，病久由实转虚，引起心、肝、脾、肾脏阴精亏损，而成为虚证类型。实证者多以疏肝解郁为主，气郁化火者，配清肝化火；气郁夹痰，痰气夹阻者，配合化痰散结；气郁血瘀者，配合活血化瘀；兼有湿者，配合燥湿健脾或者芳香化湿；夹有食积者，配合消食化积；虚证则以补之，可采用养心安神、补养心脾、滋补肝肾等法；虚实证见者，当虚实兼顾。郁证一般预后良好，结合精神治疗及解除致病原因，对促进痊愈有重要作用。同时，还应要求患者尽量不要独处，多参加户外社交活动及体育锻炼，培养积极乐观的精神。

第三节　感　冒

感冒是感受触冒风邪或时行病毒，引起肺卫功能失调，出现鼻塞、流涕、喷嚏、头痛、恶寒、发热、全身不适等主要临床表现的一种外感疾病。感冒又有伤风、冒风、伤寒、冒寒、重伤风等名称。

西医学中的上呼吸道感染、流行性感冒等属中医感冒范畴。

一、病因病机

本病发生常与风邪或时行疫毒之邪、体虚等因素有关。本病病位在肺卫。基本病机是卫阳被遏，营卫失和，肺失宣肃。以风邪为主因，每与当令之气（寒、热、暑湿）或非时之气（时行疫毒）夹杂为患。

二、辨证用药

1．风寒感冒
证候：恶寒重，发热轻，无汗，头痛，肢节酸疼，鼻塞声重，时流清涕，喉痒，咳嗽，痰稀薄色白，舌苔薄白，脉浮或浮紧。
治法：辛温解表，宣肺散寒。
方药：荆防败毒散加减或麻黄汤。

2．风热感冒
证候：发热，微恶风寒，或有汗，鼻塞喷嚏，流稠涕，头痛，咽喉疼痛，咳嗽痰稠，舌苔薄黄，脉浮数。
治法：辛凉解表，宣肺清热。
方药：银翘散。

3．暑湿感冒
证候：发生于夏季，面垢，身热汗出，汗出不畅，身热不扬，身重倦怠，头昏重痛，或有鼻塞流涕，咳嗽痰黄，胸闷欲呕，小便短赤，舌苔黄腻，脉濡数。
治法：清暑祛湿解表。
方药：新加香薷饮。

4．气虚感冒
证候：素体气虚者易反复感冒，感冒则恶寒较重，或发热，热势不高，鼻塞流涕，头痛，汗出，倦怠乏力，气短，咳嗽咯痰无力，舌质淡苔薄白，脉浮无力。
治法：益气解表。
方药：参苏饮加减。

5. 阴虚感冒

证候：阴虚津亏，感受外邪，津液不能作汗外出，微恶风寒，少汗，身热，手足心热，头昏心烦，口干，干咳少痰，鼻塞流涕，舌红少苔，脉细数。

治法：滋阴解表。

方药：加减葳蕤汤。

三、针灸治疗

（一）基本治疗

治法：祛风解表。以手太阴、手阳明经穴为主。

主穴：列缺、合谷、风池、太阳、外关。

配穴：风寒感冒加风门、肺俞；风热感冒加曲池、大椎；暑湿感冒加尺泽、委中；气虚感冒加足三里、关元；阴虚感冒加三阴交；头痛甚加印堂、头维；鼻塞甚加迎香；咽痛甚加少商；全身酸楚加身柱。

操作：毫针刺，用泻法。配穴中足三里、关元用补法或灸法，少商、委中用点刺放血法，余穴用泻法。

（二）其他疗法

1. 拔罐疗法

（1）取穴：大椎、身柱、大杼、肺俞。

（2）操作：采用留罐法，留罐10分钟，或用闪罐法。本法适用于风寒感冒。

2. 刺络放血疗法

（1）取穴：大椎、尺泽、耳尖、少商。

（2）操作：常规消毒后，用三棱针点刺，使其自然出血，大椎可加拔火罐。本法适用于风热感冒。

3. 耳穴疗法

（1）取穴：肺、内鼻、下屏尖、额；咽痛加咽喉、扁桃体。

（2）操作：消毒穴位后，以毫针对准穴位快速刺入，深度1分左右，约至软骨组织，以不刺透对侧皮肤为度，捻转数秒钟后，留针20～30分钟，每日或隔日治疗1次。或用王不留行籽进行耳穴贴压，手法由轻到重，按至有热胀感和疼痛（以患者能耐受为度），每日按压 4 次以上，每次 2 分钟左右。两耳交替进行，每 3 天换 1 次压丸。

四、按语

感冒为临床常见外感病证，四季皆有，以冬春季为多。病机为卫表不和、肺失宣肃，治疗以解表宣肺为原则，但应分清风寒、风热、暑湿及兼夹病邪的不同，而分别采用辛温解表、辛凉解表和解表清暑祛湿等治法祛除表邪，其中时邪病毒又当以清热解毒为治疗重点。感冒的治疗一般禁用补法，以免敛邪，但若体虚之人，又当在解表剂中佐以益气、养阴等补益之品，以扶正祛邪。正确的煎药、饮食等调护，有助感冒的迅速康复。

感冒的预防很重要，尤其是对有时行感冒流行趋势的地区，更应尽早采取措施，以免成蔓延之势。

第四节　咳　　嗽

咳嗽是指肺失宣肃，肺气上逆，以发出咳声或咳吐痰液为主症的病证。"咳"指有声无痰；"嗽"指有痰无声，临床一般多声痰并见，故并称咳嗽。根据发病原因，可分为外感、内伤两大类。外感咳嗽是外邪从口鼻皮毛而入，肺卫受邪；内伤咳嗽则为脏腑功能失常累及于肺所致。

咳嗽可见于西医学的上呼吸道感染、急慢性支气管炎、支气管扩张、肺炎、肺结核等疾病中。

一、病因病机

外感咳嗽病因为外感六淫之邪；内伤咳嗽病因为饮食、情志等内伤因素致脏腑功能失调，内生病邪。外感咳嗽与内伤咳嗽，均是病邪引起肺气不清失于宣肃，迫气上逆而作咳。本病病位在肺，与肝、脾、肾关系密切。基本病机是肺失宣降。

二、辨证用药

（一）外感咳嗽

1. 风寒袭肺
证候：咳声重浊，气急，喉痒，咯痰稀薄色白，常伴鼻塞、流清涕、头痛、肢体酸楚、恶寒发热、无汗等表证，舌苔薄白，脉浮或浮紧。
治法：疏风散寒，宣肺止咳。
方药：三拗汤合止嗽散。

2. 风热犯肺
证候：咳嗽咳痰不爽，痰黄或稠黏，喉燥咽痛，常伴恶风身热、头痛肢楚、鼻流黄涕、口渴等表热证，舌苔薄黄，脉浮数或浮滑。
治法：疏风清热，宣肺止咳。
方药：桑菊饮。

3. 风燥伤肺
证候：喉痒干咳，无痰或痰少而黏连成丝，咳痰不爽，或痰中带有血丝，咽喉干痛，唇鼻干燥，口干，常伴鼻塞、头痛、微寒、身热等表证，舌质红干而少津，苔薄白或薄黄，脉浮。
治法：疏风清肺，润燥止咳。
方药：桑杏汤。

（二）内伤咳嗽

1. 痰湿蕴肺
证候：咳嗽反复发作，尤以晨起咳甚，咳声重浊，痰多，痰黏腻或稠厚成块，色白或带灰色，胸闷气憋，痰出则咳缓、憋闷减轻。常伴体倦、脘痞、腹胀、大便时溏，舌苔白腻，脉濡滑。
治法：燥湿化痰，理气止咳。
方药：二陈汤合三子养亲汤。

2. 痰热郁肺
证候：咳嗽气息急促，或喉中有痰声，痰多稠黏或为黄痰，咳吐不爽，或痰有热腥味，或咳吐血痰，胸胁胀满，或咳引胸痛，面赤，或有身热，口干欲饮，舌苔薄黄腻，舌质红，脉滑数。

治法：清热肃肺，化痰止咳。

方药：清金化痰汤。

3. 肝火犯肺

证候：上气咳逆阵作，咳时面赤，常感痰滞咽喉，咯之难出，量少质黏，或痰如絮状，咳引胸胁胀痛，咽干口苦。症状可随情绪波动而增减。舌红或舌边尖红，舌苔薄黄少津，脉弦数。

治法：清肝泻火，化痰止咳。

方药：黛蛤散合黄芩泻白散。

4. 肺阴亏耗

证候：干咳，咳声短促，痰少黏白，或痰中带血丝，或声音逐渐嘶哑，口干咽燥，常伴有午后潮热，手足心热，夜寐盗汗，口干，舌质红少苔，或舌上少津，脉细数。

治法：滋阴润肺，化痰止咳。

方药：沙参麦冬汤。

三、针灸治疗

（一）基本治疗

1. 外感咳嗽

治法：疏风解表，宣肺止咳。以手太阴、手阳明经穴为主。

主穴：肺俞、列缺、合谷。

配穴：外感风寒配风门；外感风热配大椎、风池。咽喉痛配少商放血。

操作：毫针泻法，风寒袭肺者宜留针或针灸并用，或针后在背部腧穴拔罐。

2. 内伤咳嗽

治法：肃肺理气，止咳化痰。以肺之背俞穴、募穴和原穴为主。

主穴：肺俞、中府、太渊、三阴交。

配穴：痰湿蕴肺加阴陵泉、丰隆；痰热郁肺加曲池、丰隆；肝火犯肺加行间、鱼际；肺阴亏耗加膏肓、太溪。

操作：主穴用毫针平补平泻，或加用灸法。

（二）其他疗法

1. 拔罐疗法

（1）取穴：大椎、风门、肺俞、膏肓。

（2）操作：留罐 10 ～ 15 分钟后起罐，多用于风寒袭肺证。

2. 穴位贴敷疗法

（1）取穴：肺俞、定喘、风门、膻中、丰隆。

（2）操作：用白芥子、甘遂、细辛、丁香、苍术、川芎等量研成细粉，加入生姜汁，调成糊状，制成直径 1 cm 圆饼，贴在穴位上，胶布固定，30 ～ 90 分钟后取掉，以局部红晕微痛为度。

3. 皮肤针疗法

选取 5 ～ 7 颈椎两侧、气管两侧、天突、肘窝及大、小鱼际部进行叩刺，适用于外感咳嗽；或选取 1 ～ 7 胸椎两侧足太阳膀胱经、颈前气管两侧、膻中、天突叩刺，适用于咳嗽日久，反复发作者。

4. 耳穴疗法

（1）取穴：肺、脾、肝、气管、神门。

（2）操作：采用耳穴压丸法，每日按压 4 次以上，每次 2 分钟左右。两耳交替进行，每 3 天换 1 次。

四、按语

（1）咳嗽多由外感引起，因此，要注意气候变化，特别是平素易于感冒者，更应注意防寒保暖，可配合艾灸足三里预防。

（2）慢性久咳肺气虚弱者，应适当参加体育锻炼，以增强体质，提高抗病能力。

（3）保持良好的精神状态，情绪开朗、心气调和，并忌恼怒。生活要有规律，防止过度疲劳，避免外伤。

（4）饮食宜清淡，多食水果蔬菜，忌辛辣刺激、膏粱厚味之品，少食煎烤、油炸食物，禁烟酒。

第五节 头 痛

头痛是患者自觉头部疼痛的一类病证,可见于临床各科急慢性疾病。包括头的前、后、偏侧部或整个头部不同性质的疼痛。

头痛是现代医学常见病变,病因复杂,主要分成原发性头痛和继发性头痛。原发性头痛包括偏头痛、紧张型头痛、丛集性头痛;继发性头痛是由于其他疾病所引起,如感染、高血压病和颅内肿瘤所致的颅内压升高;头部外伤等所致的头痛,又称症状性头痛。

一、病因病机

头痛的发生常与外感风邪,以及情志、饮食、体虚久病等因素有关。本病病位在头,与手、足三阳经和足厥阴肝经、督脉相关。基本病机是气血失和、经络不通或脑窍失养。

二、经络辨证

后头痛属太阳头痛,侧头痛属少阳头痛,前额痛为阳明头痛,巅顶痛属厥阴头痛;首如裹,头部沉坠箍胀而痛通常属太阴头痛。

三、辨证用药

(一)外感头痛

1. 风寒证

证候:头痛起病较急,其痛如破,痛连项背,恶风畏寒,口不渴,苔薄白,脉多浮紧。

治法:疏风散寒止痛。

方药:川芎茶调散加减。

2. 风热证

证候:起病急,头呈胀痛,甚则头痛如裂,发热或恶风,口渴欲饮,面红目赤，便秘溲黄，舌红苔黄，脉浮数。

治法：疏风清热止痛。

方药：芎芷石膏汤加减。

3．风湿证

证候：头痛如裹，肢体困重，胸闷纳呆，小便不利，大便或溏，苔白腻，脉濡。

治法：祛风胜湿止痛。

方药：羌活胜湿汤加减。

（二）内伤头痛

1．肝阳上亢证

证候：头胀痛而眩，心烦易怒，面赤口苦，或兼耳鸣胁痛，夜眠不宁，舌红苔薄黄，脉弦有力。

治法：平肝潜阳。

方药：天麻钩藤饮。

2．肾精亏虚证

证候：头痛而空，每兼眩晕耳鸣，腰膝酸软，遗精，带下，少寐健忘，舌红少苔，脉沉细无力。

治法：滋阴补肾。

方药：大补元煎。

3．气血亏虚证

证候：头痛而晕，遇劳加重，面色少华，心悸不宁，自汗，气短，畏风，神疲乏力，舌淡苔薄白，脉沉细而弱。

治法：气血双补。

方药：八珍汤。

4．痰浊上扰证

证候：头痛昏蒙，胸脘满闷，呕恶痰涎，苔白腻，或舌胖大有齿痕，脉滑或弦滑。

治法：健脾化痰，降逆止痛。

方药：半夏白术天麻汤。

5．瘀阻脑络证

证候：头痛经久不愈，其痛如刺，入夜尤甚，固定不移，或头部有外伤史，舌紫或有瘀斑、瘀点，苔薄白，脉沉细或细涩。

治法：活血通窍止痛。

方药：通窍活血汤加减。

四、针灸治疗

（一）基本治疗

治法：疏调经脉，通络止痛。按部位局部选穴和远端循经选穴。

主穴：

阳明头痛：头维、印堂、阳白、阿是穴、合谷、内庭。

少阳头痛：风池、太阳、率谷、阿是穴、外关、足临泣。

太阳头痛：天柱、后顶、阿是穴、后溪、申脉。

厥阴头痛：百会、四神聪、阿是穴、内关、太冲。

全头痛：风池、百会、头维、率谷、太阳、合谷。

配穴：

外感头痛：风寒证加风门、列缺；风热证加大椎、曲池；风湿证加偏历、阴陵泉。

内伤头痛：肝阳上亢证加太冲、侠溪、三阴交；肾精亏虚证加肾俞、太溪、三阴交；气血亏虚证加气海、足三里；痰浊上扰加中脘、丰隆；瘀阻脑络：加血海、膈俞。

操作：于风门拔罐或艾灸；大椎点刺出血。瘀血头痛可在局部及膈俞行点刺放血并加拔火罐。头痛急性发作时可每日治疗 2 次，每次留针时间宜长。

（二）其他疗法

1. 火针疗法

（1）取穴：阿是穴。

（2）操作：以中粗火针烧红针尖和针身后快速点刺穴位，速刺法，点刺不留针，深度 0.2～0.3 寸。

2. 耳穴疗法

（1）取穴：枕、颞、额、脑。

（2）操作：采用毫针刺法，或用埋针法、压丸法。对于顽固性头痛可在耳背静脉点刺出血。

3. 皮肤针疗法

（1）取穴：太阳、印堂、阿是穴。

（2）操作：皮肤针叩刺出血，适用于外感头痛和瘀阻脑络所致头痛。

4. 穴位注射疗法

（1）取穴：阿是穴、风池。

（2）操作：采用维生素 B_{12} 注射液，每穴注入 $0.5 \sim 1.0$ mL，隔日 1 次。适用于顽固性头痛。

五、按语

头为"诸阳之会"，"清阳之府"，是人髓海之所在，位于人体最高位。五脏精华之血，六腑清阳之气皆升扬于头，手足三阳经上行交汇于头。若六淫之邪上犯清窍，阻遏清阳，或痰浊、瘀血痹阻经络，阻遏经气，或肝阴不足，肝阳偏亢，或气虚清阳不升，或血虚清窍失养，或肾精不足，髓海空虚，均可导致头痛的发生。笔者主张辨证辨病辨经结合，治疗过程中始终贯彻基本的病机，提倡对经典方药的使用。

笔者临证治疗头痛常结合头痛部位辨经选穴、辨经加用循经风药。如头痛伴项背不适，或病人述"脖子发僵"，病在太阳者取穴加用太阳经后溪、申脉，中药加川芎、羌活、独活、葛根，颈部不适较重者可加大葛根用量等。同时，笔者善于使用虫类药，认为头痛反复发作，缠绵日久，病邪多较深，又因"久病入络""久痛入络""久病多瘀"，一般的祛风通络药往往难以到达病所，须配伍虫类药，借虫类药的峻猛之力搜风通络、化瘀止痛，在辨证基础上使用土鳖虫、蜈蚣、全蝎等。

第六节　痿　　病

痿病是指肢体筋脉弛缓，痿软无力，日久因不能随意运动而致肌肉萎缩的一种病证。临床以下肢痿弱多见，又称"痿躄"。"痿"指肢体痿软不用，"躄"为下肢软弱无力，不能步履之意。

痿病可见于西医学的急性感染性多发性神经根神经炎、多发性末梢神经炎、运动神经元病、重症肌无力、肌营养不良及周围神经损伤等疾病。

一、病因病机

本病病因有外感与内伤两类。外感多由湿热毒邪或湿热浸淫，耗伤肺胃津液而成，内伤多由饮食或久病劳倦等因素，损及脏腑，导致脾胃虚弱、肝肾亏损。本病病位在筋脉肌肉，根于五脏虚损。基本病机：实证多为筋脉肌肉受损，气血运行受阻；虚证多为气血阴精亏耗，筋脉肌肉失养。

二、辨证用药

1. 肺热津伤
证候：病起发热之时，或热退后突然肢体软弱无力，皮肤枯燥，心烦口渴，咽干呛咳少痰，小便短少，大便秘结，舌红苔黄，脉细数。
治法：清热润肺，濡养筋脉。
方药：清燥救肺汤。

2. 湿热浸淫
证候：四肢痿软，肢体困重，或微肿麻木，尤多见于下肢，或足胫热蒸，或发热，胸脘痞闷，小便赤涩。舌红苔黄腻，脉细数而濡。
治法：清热燥湿，通利筋脉。
方药：加味二妙散加减。

3. 脾胃亏虚
证候：肢体痿软无力日重，食少纳呆，腹胀便溏，面色不华，神疲乏力，舌淡，舌体胖大，苔薄白，脉沉细或沉弱。
治法：健脾益气。
方药：参苓白术散加减。

4. 肝肾亏虚
证候：起病缓慢，四肢痿弱无力，腰脊酸软，不能久立，或伴眩晕、耳鸣、遗精早泄，或月经不调，甚则步履全废，腿胫大肉渐脱，舌红少苔，脉沉细数。
治法：补益肝肾，滋阴清热。
方药：虎潜丸加减。

三、针灸治疗

（一）基本治疗

治法：祛邪通络，濡养筋肉。以手、足阳明经穴和夹脊穴为主。

主穴：上肢取肩髃、曲池、手三里、合谷、外关、颈夹脊、胸夹脊；下肢取髀关、伏兔、阳陵泉、足三里、三阴交、腰夹脊。

配穴：肺热伤津加尺泽、肺俞；湿热浸淫加阴陵泉、大椎；脾胃虚弱加脾俞、胃俞；肝肾亏虚加肝俞、肾俞、太冲、太溪。上肢肌肉萎缩在手阳明经上多针排刺，下肢肌肉萎缩在足阳明经上多针排刺。

操作：夹脊穴向脊柱方向斜刺。肢体穴位可加用灸法，亦可用电针。大椎、尺泽可用三棱针点刺出血。

（二）其他疗法

1. 火针治疗

（1）取穴：上、下肢阳明经腧穴。

（2）操作：患者取卧位，在已选穴上涂一层跌打万花油，右手持中粗火针在酒精灯上加热针体，将针尖烧至红白后，沿着上下肢阳明经局部取几个穴位，快速浅刺，刺后涂上一层跌打万花油防止烫伤。火针点刺时不宜深刺，不必一次尽取，每次循经取 4 ～ 6 穴即可。

2. 皮肤针疗法

（1）取穴：肺俞、脾俞、胃俞、膈俞及手足阳明经体表循行线。

（2）操作：采用皮肤针叩刺，以皮肤微红为度，隔日 1 次。

3. 穴位注射疗法

（1）取穴：华佗夹脊穴。

（2）操作：选用当归注射液或甲钴胺注射液，每穴注入 0.5 ～ 1 mL，每次选取两穴，每周 1 ～ 2 次，注意勿注入关节腔内。

四、按语

（1）本病以虚为本，或虚实错杂，治疗上应扶正与祛邪兼顾，祛邪不伤正，补益不助邪，酌情配合养血和血通脉之品。

（2）治痿独取阳明贯穿临症始终，可采用补益脾胃的方法。

（3）慎用风药，痿证虚证居多，实证亦多偏热，治风之剂，皆发散之品，若误用之，阴血愈燥，常酿成坏病。

（4）痿病是慢性病，病程较长，恢复缓慢，日常护理调摄非常重要，针对病因预防，如锻炼身体，增强体质，防潮湿，适寒温，避免感受外邪；饮食有节，起居有时，不妄作劳。对痿废的肢体要进行按摩、理疗、锻炼以免肌肉进一步萎缩；长期卧床者，要按时帮助翻身，避免褥疮发生。

第七节　痹　　病

痹病的含义有广义、狭义之分。痹者闭也，广义的痹病，泛指机体正气不足，卫外不固，邪气乘虚而入，脏腑经络气血为之痹阻而引起的疾病统称为痹病，包括《内经》所含肺痹、心痹等脏腑痹及肉痹、筋痹等肢体经络痹。狭义的痹病，即指其中的肢体经络痹，本节主要讨论肢体经络痹病，是以肢体关节及肌肉酸痛、麻木、重着、屈伸不利，甚或关节肿大灼热等为主症的病证。

本病可见于西医学的风湿性关节炎、类风湿性关节炎、骨性关节炎等疾病中。

一、病因病机

本病发生与外感风、寒、湿、热等邪气及人体正气不足有关。正气不足是痹病的内在因素和病变的基础。人体正气不足，风、寒、湿、热病邪乘虚侵入机体，留注肌肉、筋骨、关节，造成经络壅塞，气血运行不畅，肢体筋脉拘急、失养为本病的基本病机。

二、辨证用药

1. 行痹

证候：肢体关节、肌肉酸痛，上下左右关节游走不定，但以上肢为多见，以寒痛为多，亦可见轻微热痛，或兼恶风寒，舌苔薄白或薄腻，脉多浮或浮紧。

治法：祛风通络，散寒除湿。

方药：宣痹达经汤加减。

2. 痛痹

证候：肢体关节疼痛较剧，甚则关节不可屈伸，遇冷痛甚，得热则减，痛处多固定，亦可游走，皮色不红，触之不热，苔薄白，脉弦紧。

治法：温经散寒，祛风除湿。

方药：乌头汤加减。

3. 着痹

证候：肢体关节疼痛重着、酸楚，或有肿胀，痛有定处，肌肤麻木，手足困重，活动不便，苔白腻，脉濡缓。

治法：除湿通络，祛风散寒。

方药：薏苡仁汤加减。

4. 热痹

证候：肢体关节疼痛，痛处焮红灼热，肿胀疼痛剧烈，得冷则舒，筋脉拘急，日轻夜重，多兼有发热，口渴，烦闷不安。舌质红，苔黄腻或黄燥，脉滑数。

治法：清热通络，祛风除湿。

方药：白虎加桂枝汤加减。

5. 尪痹

证候：肢体关节疼痛，屈伸不利，关节肿大、僵硬、变形，甚则肌肉萎缩，筋脉拘急，肘膝不得伸，或尻以代踵、脊以代头而成废人。舌质暗红，脉细涩。

治法：补肾祛寒，活血通络。

方药：补肾祛寒治尪汤。

6. 气血亏虚证

证候：四肢乏力，关节酸沉，绵绵而痛，麻木尤甚，汗出畏寒，时见心悸，纳呆，颜面微青而白，形体虚弱，舌质淡红欠润滑，苔黄或薄白，脉多沉虚而缓。

治法：益气养血，舒筋活络。

方药：独活寄生汤加减。

三、针灸治疗

（一）基本治疗

治法：通经活络，行气止痛。以病痛局部穴为主，结合循经选穴及辨证选穴。

主穴：阿是穴、局部经穴。

配穴：行痹加膈俞、血海；痛痹加肾俞、腰阳关；着痹加阴陵泉、足三里；热痹加大椎、曲池；尪痹加膈俞、肾俞；气血亏虚加足三里、三阴交。

操作：寒痹、湿痹、尪痹、气血亏虚可加灸法。大椎、曲池可点刺出血。

（二）其他疗法

1. 火针疗法

（1）取穴：阿是穴。

（2）操作：先在穴位局部涂上一层薄薄的跌打万花油，以防烫伤，取中粗火针，将火针针尖和针身烧红或烧到白亮后，反复点刺不留针，针刺深浅根据穴位局部肌肉的厚度来决定，点刺后涂上一层万花油防止烫伤。每天1次，穴位可以反复点刺。

2. 刺络拔罐疗法

（1）取穴：阿是穴、夹脊穴。

（2）操作：梅花针重叩背脊两侧夹脊穴及关节疼痛部位，使出血少许，加拔火罐。每周1～2次。

3. 穴位注射疗法

（1）取穴：阿是穴。

（2）操作：当归注射液，或灯盏细辛注射液，每穴注入0.5～1.0 mL，每周1～2次，注意勿注入关节腔内。

4. 耳穴疗法

（1）取穴：病变相应部位、神门、皮质下等。

（2）操作：消毒穴位后，以毫针对准穴位快速刺入，深度1分左右，约至软骨组织，以不刺透对侧皮肤为度，捻转数秒钟后，留针20～30分钟，每日或隔日治疗1次。或用王不留行籽进行耳穴贴压，手法由轻到重，按至有热胀感和疼痛（以患者能耐受为度），每日按压 4 次以上，每次 2 分钟左右。两耳交替进行，每 3 天换 1 次。

四、按语

痹病辨证应分清虚实及病邪的偏胜。其病机是邪气阻滞，故祛邪活络、缓急止痛为治疗大法，但祛风、散寒、除湿、清热应互相配合，又有主次，并视病情佐以养血祛风、温阳散寒、健脾化湿及凉血清热之法，以增强祛邪活络之力；病程日久应辅以补益气血、补养肝肾、祛痰、化瘀等治法，虚实兼顾，标本并治。痹病的预防与调摄，应从加强锻炼、避免受邪等着手，提高机体的防御能力和促进痹病的康复。

第八节 胃 痛

胃痛是以上腹胃脘部发生疼痛为主症的病证，又称"胃脘痛"。由于疼痛部位近心窝处，古人又称"心痛""心下痛"等。其发生常与寒邪客胃、饮食伤胃、肝气犯胃和脾胃虚弱等因素有关。

胃痛可见于西医学的胃痉挛、胃肠神经官能症、急慢性胃炎、消化性溃疡、胃黏膜脱垂等疾病中。

一、病因病机

胃痛的病因主要为外感寒邪，饮食所伤，情志不遂，脾胃虚弱等。本病病位在胃，与肝、脾关系密切。基本病机是胃气失和、胃络不通或胃失温养。

二、辨证用药

1. 寒邪客胃

证候：胃痛暴作，甚则拘急作痛，得热痛减，遇寒痛增，口淡不渴，或喜热饮，苔薄白，脉弦紧。

治法：温胃散寒，理气止痛。

方药：良附丸。

2. 饮食停滞

证候：暴饮暴食后，胃脘疼痛，胀满不消，疼痛拒按，得食更甚，嗳腐吞酸，或呕吐不消化食物，其味腐臭，吐后痛减，不思饮食或厌食，大便不爽，得矢气及便后稍舒，舌苔厚腻，脉滑有力。

治法：消食导滞，和胃止痛。

方药：保和丸。

3. 肝气犯胃

证候：胃脘胀满，攻撑作痛，脘痛连胁，胸闷嗳气，喜长叹息，大便不畅，得嗳气、矢气则舒，遇烦恼郁怒则痛作或痛甚，苔薄白，脉弦。

治法：疏肝理气，和胃止痛。

方药：柴胡疏肝散。

4. 肝胃郁热

证候：胃脘灼痛，痛势急迫，喜冷恶热，得凉则舒，心烦易怒，泛酸嘈杂，口干口苦，舌红少苔，脉弦数。

治法：疏肝理气，泄热和中。

方药：丹栀逍遥散合左金丸。

5. 瘀血停滞

证候：胃脘疼痛，痛如针刺刀割，痛有定处，按之痛甚，食后加剧，入夜尤甚，或见吐血、黑便，舌质紫暗或有瘀斑，脉涩。

治法：活血化瘀，理气止痛。

方药：失笑散合丹参饮。

6. 脾胃湿热

证候：胃脘灼热疼痛，嘈杂泛酸，口干口苦，渴不欲饮，口甜黏浊，食甜食则冒酸水，纳呆恶心，身重肢倦，小便色黄，大便不畅，舌苔黄腻，脉象滑数。

治法：清热化湿，理气和中。

方药：清中汤。

7. 胃阴亏虚

证候：胃脘隐隐灼痛，似饥而不欲食，口燥咽干，口渴思饮，消瘦乏力，大便干结，舌红少津或光剥无苔，脉细数。

治法：养阴益胃，和中止痛。

方药：益胃汤合芍药甘草汤。

8. 脾胃虚寒

证候：胃痛隐隐，绵绵不休，冷痛不适，喜温喜按，空腹痛甚，得食则缓，劳累、食冷、受凉后疼痛发作或加重，泛吐清水，食少，神疲乏力，手足不温，大便溏薄，舌淡苔白，脉虚弱。

治法：温中健脾，和胃止痛。

方药：黄芪建中汤。

三、针灸治疗

（一）基本治疗

治法：和胃止痛。以胃之下合穴、募穴为主。

主穴：足三里、中脘、内关。

配穴：寒邪客胃加胃俞、神阙；饮食停滞加梁门、天枢；肝气犯胃加期门、太冲；肝胃郁热加太冲、内庭；瘀血停滞加膻中、膈俞；脾胃湿热加阴陵泉、胃俞；胃阴亏虚加胃俞、三阴交；脾胃虚寒加神阙、脾俞、胃俞。

操作：疼痛发作时，远端穴持续行针 1～3 分钟，直到痛止或缓解。寒邪客胃、脾胃虚寒者，中脘可用隔盐灸。

（二）其他疗法

1. 穴位注射疗法

（1）取穴：中脘、足三里、肝俞、胃俞、脾俞。

（2）操作：每次选 2 穴，诸穴可交替使用。用黄芪注射液，或丹参注射液，或当归注射液，或维生素 B_1 注射液，或维生素 B_{12} 注射液，每穴注入药液 0.5～1.0 mL，每日或隔日 1 次。

2. 耳穴疗法

（1）取穴：胃、肝、脾、神门、交感、十二指肠。

（2）操作：采用耳穴压丸法，每日按压 4 次以上，每次 2 分钟左右。两耳交替进行，每 3 天换 1 次压丸。

3. 穴位埋线疗法

（1）取穴：中脘、足三里、肝俞、胃俞、脾俞、至阳（常有压痛点）。

（2）操作：每次选 4～6 穴，交替使用，2 周埋线 1 次，3 次为 1 个疗程。

四、按语

（1）针药结合对胃脘疼痛、上腹胀满不适、嗳气、恶心等症状效果显著，但仍须针对原发病系统治疗以防复发。

（2）胃痛患者应注意饮食调养，饮食规律，养成良好的生活习惯和规律。忌食辛辣刺激食物，保持乐观的心态。

（3）胃痛的临床表现有时可与肝胆疾患及胰腺炎相似，须注意鉴别。

第九节 呃 逆

呃逆是以喉间呃呃连声，声短而频，难以自止为主症的病证。临床所见偶然发生者居多，这种呃逆为时短暂，多能自愈。有的则屡屡发生，持续数天、数月，甚至数年。

本病可见于西医学的单纯性膈肌痉挛。

一、病因病机

呃逆的病因有饮食不当，情志不遂，脾胃虚弱等。其病位在膈，病变关键脏腑为胃，并与肺、肝、肾有关。基本病机是气逆动膈。

二、辨证用药

1．胃寒积滞

证候：呃声沉缓有力，胸膈及胃脘不舒，得热则减，遇寒则甚，进食减少，口淡不渴，舌苔白，脉迟缓。

治法：温中散寒，降逆止呃。

方药：丁香散。

2．胃火上逆

证候：呃声洪亮有力，冲逆而出，口臭烦渴，多喜饮冷，脘腹满闷，大便秘结，小便短赤，苔黄燥，脉滑数。

治法：清热和胃，降逆止呃。

方药：竹叶石膏汤。

3. 肝气郁滞

证候：呃逆连声，常因情志不畅而诱发或加重，胸胁满闷，脘腹胀满，纳减嗳气，肠鸣矢气，苔薄白，脉弦。

治法：顺气解郁，降逆止呃。

方药：五磨饮子加减。

4. 脾胃阳虚

证候：呃声低长无力，气不得续，泛吐清水，脘腹不舒，喜温喜按，面色㿠白，手足不温，食少乏力，大便溏薄，舌质淡，苔薄白，脉细弱。

治法：温补脾胃，和中降逆。

方药：理中汤加减。

5. 胃阴不足

证候：呃声短促而不得续，口干咽燥，烦躁不安，不思饮食，或食后饱胀，大便干结，舌质红，苔少而干，脉细数。

治法：益胃养阴，和胃止呃。

方药：益胃汤。

三、针灸治疗

（一）基本治疗

治法：宽胸利膈，和胃降逆。以任脉、手厥阴、足阳明经穴为主。

主穴：膈俞、内关、中脘、足三里、膻中。

配穴：胃寒积滞加胃俞、建里；胃火上逆加胃俞、内庭；肝气郁滞加期门、太冲；脾胃阳虚加脾俞、胃俞；胃阴不足加胃俞、三阴交。

操作：毫针刺，按虚补实泻操作。胃寒积滞、脾胃阳虚者，可重用灸法。

（二）其他疗法

1. 穴位按压

（1）取穴：攒竹、天宗、内关、膈俞、翳风、鱼腰、天突。

（2）操作：任取一穴，用拇指或中指重力按压，以患者能耐受为度，连续按揉 1～3 分钟，同时令患者深吸气后屏住呼吸，常能立即止呃。

2. 耳穴疗法

（1）取穴：膈、胃、神门、相应病变脏腑（肺、脾、肝、肾）。

（2）操作：毫针刺，强刺激，也可用埋针法或压丸法。

3. 穴位贴敷疗法

（1）取穴：神阙。

（2）操作：将麝香粉 0.5 g，放入神阙穴内，用伤湿止痛膏固定，适用于实证呃逆，尤以肝气郁滞者取效更捷。

四、按语

（1）针灸治疗呃逆疗效显著。呃逆病因多种，中枢性常见于颅内病变，如脑血管意外、颅内肿瘤、中枢神经系统感染等；周围性呃逆主要因迷走神经与膈神经受刺激所致，如胃肠道、膈肌、胸、腹膜受累病变等。因此，在对症治疗的同时，一定要尽快明确病因、去除病因。

（2）顽固性呃逆多见于急慢性疾病严重阶段，多为疾病转向危重的一种表现。因此，本病的发生常预示着病情深重，需抓住时机及时、准确施治，以期疾病早期向愈。年老体弱和慢性久病患者出现呃逆，往往是胃气衰败、病情加重之象，针灸疗效欠佳。

（3）平素宜保持精神舒畅，避免暴怒、过喜等不良情绪刺激；注意寒温适宜，避免外邪侵袭。

（4）饮食宜清淡，忌食生冷、辛辣、肥甘厚腻，避免饥饱无常。

第十节　呕　　吐

呕吐指胃失和降，气逆于上，迫使胃中之物从口中吐出的病证。既可单独为患，亦可见于多种疾病。古代文献以有声有物谓之呕，有物无声谓之吐，有声无物谓之干呕。因两者常同时出现，故称呕吐。

本证常见于西医学的急性胃炎、幽门痉挛或梗阻、胃黏膜脱垂症、十二指肠壅积症、胃神经官能症、胆囊炎、胰腺炎等病。

一、病因病机

本病发生与外邪犯胃、饮食不节、情志失调、体虚劳倦等多种因素有关。本病病位在胃。基本病机是胃失和降，气逆于上。

二、辨证用药

1. 外邪犯胃
证候：呕吐食物，吐出有力，突然发生，起病较急，常伴有恶寒发热，胸脘满闷，不思饮食，舌苔白，脉濡缓。

治法：疏邪解表，和胃降逆。

方药：藿香正气散。

2. 饮食停滞
证候：呕吐物酸腐，脘腹胀满拒按，嗳气厌食，得食更甚，吐后反快，大便或溏或结，气味臭秽，苔厚腻，脉滑实。

治法：消食化积，和胃止呕。

方药：保和丸。

3. 痰饮内停
证候：呕吐物多为清水痰涎，胸脘满闷，不思饮食，头眩心悸，或呕而肠鸣，苔白腻，脉滑。

治法：温化痰饮，和胃降逆。

方药：小半夏汤合苓桂术甘汤。

4. 肝气犯胃
证候：呕吐吞酸，嗳气频作，胸胁胀满，烦闷不舒，每因情志不遂而呕吐吞酸更甚，舌边红，苔薄白，脉弦。

治法：疏肝理气，和胃止呕。

方药：四逆散合半夏厚朴汤。

5. 脾胃虚弱
证候：饮食稍有不慎，或稍有劳倦，即易呕吐，时作时止，胃纳不佳，脘腹痞闷，口淡不渴，面白少华，倦怠乏力，舌质淡，苔薄白，脉濡弱。

治法：益气健脾，和胃降逆。

方药：香砂六君子汤。

6. 胃阴不足

证候：呕吐反复发作，但呕吐量不多，或仅吐唾涎沫，时作干呕，口燥咽干，胃中嘈杂，似饥而不欲食，舌红少津，脉细数。

治法：滋养胃阴，和胃降逆。

方药：麦门冬汤。

三、针灸治疗

（一）基本治疗

治法：和胃降逆，理气止呕。以胃的俞募穴、下合穴为主。

主穴：中脘、胃俞、内关、足三里。

配穴：外邪犯胃加上脘、公孙；饮食停滞加梁门、天枢；痰饮内停加膻中、丰隆；肝气犯胃加肝俞、太冲；脾胃虚弱加脾俞、气海；胃阴不足加三阴交。

操作：毫针刺，内关、中脘用泻法，胃俞、足三里平补平泻法。虚寒者，可加用艾灸。呕吐发作时，可在内关穴行强刺激并持续运针 1 ～ 3 分钟。

（二）其他疗法

1. 耳穴疗法

（1）取穴：胃、贲门、食道、交感、神门、脾、肝。

（2）操作：每次选 3 ～ 4 穴，以毫针刺，中等刺激，亦可用埋针法或压丸法。

2. 穴位注射疗法

（1）取穴：中脘、足三里。

（2）操作：用维生素 B_1 或 B_{12} 注射液，每穴注射 0.5 ～ 1.0 mL，每日或隔日 1 次。

四、按语

呕吐的病因有外因、内因之分，有虚证、实证之别，临证时要明辨外邪、火逆、食积、痰饮、虚寒、胃阴不足等证候，辨证时需要注意：

（1）三问呕吐以辨虚实：问发病时间，问呕吐之物，问发病缓急、程度。

（2）审查呕吐之物，以辨别呕吐的性质。

（3）凡呕吐并作，上吐下泻之症必先治其呕。

第十一节　腹　　痛

　　腹痛是以胃脘以下、耻骨毛际以上部位发生疼痛为主症的病证。其发生常与感受外邪、饮食不节、情志不畅、劳倦内伤等因素有关。

　　腹痛可见于西医学的急慢性肠胃炎、肠痉挛、肠易激综合征等疾病。

一、病因病机

　　腹内有肝、胆、脾、肾、大肠、小肠、膀胱等诸多脏腑，且是足三阴、足少阳、足阳明、冲、任、带等诸多经脉循行之处，因此，腹痛的病因病机也比较复杂。凡外邪入侵，饮食所伤，情志失调，跌仆损伤，以及气血不足，阳气虚弱等原因，引起腹部脏腑气机不利，经脉气血阻滞，脏腑经络失养，均可发生腹痛。本病病位在腹，与肝、胆、脾、肾、膀胱、大小肠等多个脏腑有关。基本病机是腹部脏腑经脉气机阻滞不通，或经脉失养。

二、辨证用药

1. 寒邪内积

证候：腹痛急起，剧烈拘急，得温痛减，遇寒尤甚，恶寒身蜷，手足不温，口淡不渴，小便清长，大便自可，苔薄白，脉沉紧。

治法：温里散寒，理气止痛。

方药：良附丸合正气天香散。

2. 湿热壅滞

证候：腹部胀痛，痞满拒按，得热痛增，遇冷则减，胸闷不舒，烦渴喜冷饮，大便秘结，或溏滞不爽，身热自汗，小便短赤，苔黄燥或黄腻，脉滑数。

治法：通腑泄热，行气导滞。

方药：大承气汤加减。

3．饮食停滞

证候：脘腹胀痛，疼痛拒按，嗳腐吞酸，厌食，痛而欲泻，泻后痛减，粪便奇臭，或大便秘结，舌苔厚腻，脉滑。多有伤食史。

治法：消食导滞。

方药：枳实导滞丸。

4．气机郁滞

证候：脘腹疼痛，胀满不舒，痛引两胁，时聚时散，攻窜不定，得嗳气矢气则舒，遇忧思恼怒则剧，苔薄白，脉弦。

治法：疏肝解郁，理气止痛。

方药：柴胡疏肝散。

5．瘀血阻滞

证候：腹痛如锥如刺，痛势较剧，腹内或有结块，痛处固定而拒按，经久不愈，舌质紫暗或有瘀斑，脉细涩。

治法：活血化瘀，理气止痛。

方药：少腹逐瘀汤。

6．中虚脏寒

证候：腹痛绵绵，时作时止，痛时喜按，喜热恶冷，得温则舒，饥饿、劳累后加重，得食或休息后减轻，神疲乏力，气短懒言，形寒肢冷，胃纳不佳，大便溏薄，面色不华，舌质淡，苔薄白，脉沉细。

治法：温中补虚，缓急止痛。

方药：小建中汤。

三、针灸治疗

（一）基本治疗

治法：通调腑气，缓急止痛。以胃之下合穴及大肠、小肠募穴为主。

主穴：足三里、天枢、关元。

配穴：寒邪内积加神阙、公孙；湿热壅滞加阴陵泉、内庭；饮食停滞加中脘、下脘；气机郁滞加期门、太冲；瘀血阻滞加血海、三阴交；中脏虚寒加脾俞、神阙。

操作：以毫针刺，虚补实泻；寒证可用艾灸。腹痛发作时，足三里持续强刺激 1～3 分钟，直到痛止或缓解。

（二）其他疗法

1. **耳穴疗法**

（1）取穴：胃、小肠、大肠、肝、脾、交感、神门。

（2）操作：每次选 4～6 穴，毫针刺。疼痛时用中强刺激，亦可用埋针法或压丸法。

2. **穴位注射疗法**

（1）取穴：天枢、足三里。

（2）操作：异丙嗪和阿托品各 50 mg 混合，每穴注入 0.5 mL 药液，每日 1 次。

3. **穴位贴敷疗法**

（1）取穴：神阙、阿是穴。

（2）操作：选用麦麸 50 g，葱白、生姜各 30 g，食盐 15 g，白酒 30 mL，食醋 15 mL，混匀，放铁锅内炒热后布包，趁热熨贴于穴位处。药凉后炒热再贴。适用于虚寒腹痛。

四、按语

（1）腹痛可由多种病因引起，且相互兼杂，互为因果，共同致病，辨证时以寒热虚实、在气在血为辨证纲领。

（2）腹痛病位在腹，诊断时应注意与胃痛，尤其是外科腹痛、妇科腹痛等相鉴别。腹痛有大腹、胁腹、少腹、小腹之分，病变涉及脾、大小肠、肝胆、肾、膀胱等多脏腑，并涉及多经脉，在辨证时应综合考虑。

（3）平素宜饮食规律且清淡，多吃水果蔬菜，忌辛辣刺激、膏粱厚味之品，少食煎烤、油炸食物，禁烟酒。

第十二节 胁 痛

胁痛是以一侧或两侧胁肋疼痛为主症的病证，又称胁肋痛、季肋痛或胁下痛。胁，指侧胸部，为腋以下至第十二肋骨部位的统称。如《医宗金鉴·卷八十九》指出："其两侧自腋而下，至肋骨之尽处，统名曰胁。"《医方考·胁痛门》又谓："胁者，肝胆之区也。"且肝胆经脉布于两胁，故"胁"现代又指两侧下胸肋及肋缘部，肝胆胰所居之处。

胁痛可见于西医学的肋间神经痛、急慢性肝炎、肝硬化、胆囊炎、胆石症、胆道蛔虫症等疾病中。

一、病因病机

本病发生多因情志不舒，饮食不节，久病耗伤，劳倦过度，或外感湿热等病因，累及于肝胆，导致气滞、血瘀、湿热蕴结，肝胆疏泄不利，或肝阴不足，络脉失养，即可引起胁痛。胁痛主要责之于肝胆，且与脾、胃、肾相关。因为肝位居于胁下，其经脉循行两胁，胆附于肝，与肝呈表里关系，其脉亦循于两胁。肝为刚脏，主疏泄，性喜条达；主藏血，体阴而用阳。本病的基本病机为气滞、血瘀、湿热蕴结致肝胆疏泄不利，不通则痛，或肝阴不足，络脉失养，不荣则痛。

二、辨证用药

1. 肝气郁结

证候：胁肋胀痛，走窜不定，甚则连及胸肩背，随情志不舒而痛增，胸闷，善太息，得嗳气而舒，纳差，脘腹胀满，舌苔薄白，脉弦。

治法：疏肝解郁，理气止痛。

方药：柴胡疏肝散加减。

2. 瘀血阻络

证候：胁肋刺痛，痛处固定而拒按，疼痛持续不已，入夜尤甚，或胁下有积块，或面色晦暗，舌质紫暗，脉沉弦。

治法：活血化瘀，理气通络。

方药：血府逐瘀汤。

3. 湿热蕴结

证候：胁肋胀痛，触痛明显而拒按，或引及肩背，伴有脘闷纳呆，恶心呕吐，厌食油腻，口干口苦，腹胀，尿少，或有黄疸，舌苔黄腻，脉弦滑。

治法：清热利湿，理气通络。

方药：龙胆泻肝汤。

4. 肝阴不足

证候：胁肋隐痛，绵绵不已，遇劳加重，口干咽燥，两目干涩，心中烦热，头晕目眩，舌红少苔，脉弦细数。

治法：养阴柔肝，佐以理气通络。

方药：一贯煎加减。

三、针灸治疗

（一）基本治疗

治法：疏肝理气，通络止痛。以足厥阴、手足少阳经穴为主。

主穴：期门、太冲、支沟、阳陵泉。

配穴：肝气郁结加内关、行间；瘀血阻络加膈俞、血海；湿热蕴结加阴陵泉、行间；肝阴不足加肝俞、肾俞。肋间神经痛配相应夹脊穴、阿是穴。

操作：毫针针刺，采用虚补实泻法。

（二）其他疗法

1. 火针疗法

（1）取穴：相应节段夹脊穴。

（2）操作：患者取坐或俯卧位，在所选取的穴位上涂一层跌打万花油，用细火针烧红针尖和针身后，在穴位上快速频频浅刺 3～5 次，点刺而不留针，针刺深浅根据穴位局部肌肉的厚度来决定，最后涂上一层万花油防止烫伤。每天 1 次，穴位可以反复点刺。

2. 穴位注射疗法

（1）取穴：相应节段夹脊穴。

（2）操作：选用甲钴胺注射，或维生素 B_{12} 注射液，每穴注入 1 mL，每次取 2 穴，交替用穴，每天 1 次。

3. 耳穴疗法

（1）取穴：肝、胆、脾、胃、肾、神门、胸。

（2）操作：取患侧为主，毫针刺，实证用强刺激，虚证用弱刺激，每日 1 次，每次留针 30 分钟。可用埋针法或压丸法。

4. 皮肤针疗法

（1）取穴：阿是穴、相应节段夹脊穴。

（2）操作：用皮肤针叩刺至潮红或微出血，可加拔火罐。

四、按语

胁痛主要病机以肝经气郁，肝失调达为先，故疏肝解郁，理气止痛是治疗胁痛的常用之法。然肝为刚脏，体阴而用阳，治疗之时，宜柔肝而不宜伐肝。疏肝理气药大多辛温香燥，若久用或配伍不当，易于耗伤肝阴，甚至助热化火。故临证适用疏肝理气药时，一要尽量选用轻灵平和之品，如香附、苏梗、绿萼梅之类；二要注意配伍柔肝养阴药物，以固护肝阴，以利肝体。平素宜保持情绪稳定，避免过悲、过怒、过劳及过度紧张。

第十三节 泄 泻

泄泻是以大便次数增多，便质稀溏或完谷不化，甚至如水样为主症的病证，也称"腹泻"。大便溏薄者称为"泄"，大便如水注者称为"泻"。古代文献中的"濡泻""洞泄""溏泻"等，多指泄泻而言。本病一年四季均可发生，但以夏秋两季多见。

本病可见于西医学中的多种疾病，如急慢性肠炎、肠结核、肠易激综合征、吸收不良综合征等。

一、病因病机

导致泄泻的病因是多方面的，主要有感受外邪，饮食所伤，情志失调，脾胃虚弱，年老体弱，久病体虚，命门火衰，等等。本病病位在肠，与脾、胃、肝、肾等脏腑密切相关。基本病机是脾虚湿盛，肠道分清泌浊，传化功能失常，脾失健运是关键。

二、辨证用药

（一）急性泄泻

1. 寒湿泄泻

证候：泄泻清稀，甚则如水样，腹痛肠鸣，脘闷食少，苔白腻，脉濡缓。若兼外感风寒，则恶寒发热，头痛，肢体酸痛，苔薄白，脉浮。

治法：芳香化湿，解表散寒。

方药：藿香正气散。

2. 湿热泄泻

证候：泄泻腹痛，泻下急迫，或泻而不爽，粪色黄褐，气味臭秽，肛门灼热，或身热口渴，小便短黄，苔黄腻，脉滑数或濡数。

治法：清肠利湿。

方药：葛根黄芩黄连汤。

3. 伤食泄泻

证候：泻下稀便，臭如败卵，伴有不消化食物，脘腹胀满，腹痛肠鸣，泻后痛减，嗳腐酸臭，不思饮食，苔垢浊或厚腻，脉滑。

治法：消食导滞。

方药：保和丸。

（二）慢性泄泻

1. 脾虚泄泻

证候：因稍进油腻食物或饮食稍多，大便次数即明显增多而发生泄泻，伴有不消化食物，大便时泻时溏，迁延反复，饮食减少，食后脘闷不舒，面色萎黄，神疲倦怠，舌淡苔白，脉细弱。

治法：健脾益气，和胃渗湿。

方药：参苓白术散。

2. 肾虚泄泻

证候：黎明之前脐腹作痛，肠鸣即泻，泻下完谷，泻后即安，小腹冷痛，形寒肢冷，腰膝酸软，舌淡苔白，脉细弱。

治法：温补脾肾，固涩止泻。

方药：四神丸。

3. 肝郁泄泻

证候：每逢抑郁恼怒，或情绪紧张之时，即发生腹痛泄泻，腹中雷鸣，攻窜作痛，腹痛即泻，泻后痛减，矢气频作，胸胁胀闷，嗳气食少，舌淡，脉弦。

治法：抑肝扶脾，调中止泻。

方药：痛泻要方。

三、针灸治疗

（一）基本治疗

治法：运脾化湿，理肠止泻。以大肠募穴、背俞穴及下合穴为主。

主穴：神阙、天枢、大肠俞、上巨虚、阴陵泉。

配穴：寒湿泄泻加关元、水分；湿热泄泻加内庭、曲池；伤食泄泻加中脘、建里；脾虚泄泻加脾俞、胃俞；肾虚泄泻加肾俞、命门、关元；肝郁泄泻加肝俞、太冲。久泻虚陷者加百会。

操作：寒湿泄泻及脾、肾虚泄泻针灸并用；神阙穴用隔盐灸或隔姜灸；余穴采用毫针针刺，按虚补实泻法操作。急性泄泻针灸治疗每日 2 次。

（二）其他疗法

1. 穴位敷贴疗法

（1）取穴：神阙穴。

（2）操作：五倍子适量研末，食醋调成膏状敷脐（神阙），伤湿止痛膏固定。每1～2日换1次，适用于久泻患者。

2. 穴位注射疗法

（1）取穴：天枢、上巨虚。

（2）操作：采用小檗碱注射液，或维生素 B_1、B_{12} 注射液，每次选 2 穴，每穴每次注射 0.5～1.0 mL，每日或隔日 1 次。

四、按语

（1）泄泻是临床常见的病证，病因较为复杂，病机复杂多变，常常有兼夹或转化，但脾虚湿盛是泄泻发生的关键的病机。临证首先要辨别虚实缓急，治疗总以运脾祛湿为主，暴泻应以祛邪为主，忌用补涩，久泻当以扶正。虚实夹杂者以补脾祛邪并见，久泻不宜分利太多，补虚不可纯用甘温。

（2）平素应起居有常，调畅情志，饮食有节，急性泄泻病人应予流质或半流质饮食，忌食用肥甘厚腻。

第十四节 便　秘

便秘是指由于大肠传导功能失常导致的以大便排出困难，排便时间或排便间隔时间延长为临床特征的一种大肠病证。一般一周内排便次数少于 2 ～ 3 次，或者 2 ～ 3 天大便 1 次，粪便硬结而量少。临床还应结合粪便的性状、本人平时排便习惯、排便有无艰涩困难，才能作出有无便秘的判断。

本病相当于西医学的功能性便秘，肠易激综合征，肠炎恢复期、直肠及肛门疾病所致之便秘，药物性便秘，内分泌及代谢性疾病所致的便秘，以及肌力减退所致的便秘等，均可参考本病治疗。

一、病因病机

便秘的病因是多方面的，其中主要的有外感寒热之邪，内伤饮食情志，病后体虚，阴阳气血不足等。本病病位在大肠，并与脾胃肺肝肾密切相关。脾虚传送无力，糟粕内停，致大肠传导功能失常，而成便秘；胃与肠相连，胃热炽盛，下传大肠，燔灼津液，大肠热盛，燥屎内结，可成便秘；肺与大肠相表里，肺之燥热下移大肠，则大肠传导功能失常，而成便秘；肝主疏泄气机，若肝气郁滞，则气滞不行，腑气不能畅通；肾主五液而司二便，若肾阴不足，则肠道失润，若肾阳不足则大肠失于温煦而传送无力，大便不通，均可导致便秘。便秘的基本病机是邪滞大肠，腑气闭塞不通或肠失温润，推动无力，导致大肠传导功能失常。

二、辨证用药

(一) 实秘

1. 肠胃积热

证候：大便秘结，腹胀腹痛，面红身热，口干口臭，心烦不安，小便短赤，舌红苔黄燥，脉滑数。

治法：泻热导滞，润肠通便。

方药：麻子仁丸。

2. 气机郁滞

证候：大便秘结，或不甚干结，欲便不得出，或便而不畅，肠鸣矢气，腹中胀痛，胸胁满闷，嗳气频作，饮食减少，舌苔薄腻，脉弦。

治法：顺气导滞。

方药：六磨汤。

3. 阴寒积滞

证候：大便艰涩，腹痛拘急，胀满拒按，胁下偏痛，手足不温，呃逆呕吐，舌苔白腻，脉弦紧。

治法：温里散寒，通便导滞。

方药：大黄附子汤。

(二) 虚秘

1. 气虚

证候：粪质并不干硬，也有便意，但临厕排便困难，需努挣方出，挣得汗出短气，便后乏力，体质虚弱，面白神疲，肢倦懒言，舌淡苔白，脉弱。

治法：补气润肠，健脾升阳。

方药：黄芪汤。

2. 血虚

证候：大便干结，排出困难，面色无华，心悸气短，健忘，口唇色淡，脉细。

治法：养血润肠。

方药：润肠丸。

3. **阴虚**

证候：大便干结，如羊屎状，形体消瘦，头晕耳鸣，心烦失眠，潮热盗汗，腰酸膝软，舌红少苔，脉细数。

治法：滋阴润肠通便。

方药：增液汤。

4. **阳虚**

证候：大便或干或不干，皆排出困难，小便清长，面色㿠白，四肢不温，腹中冷痛，得热痛减，腰膝冷痛，舌淡苔白，脉沉迟。

治法：温阳润肠。

方药：济川煎。

三、针灸治疗

（一）基本治疗

治法：调理肠胃，行滞通便。以大肠的背俞穴、募穴及下合穴为主。

主穴：大肠俞、天枢、支沟、足三里、上巨虚。

配穴：胃肠积热加合谷、内庭；气机郁滞加中脘、太冲；气虚加脾俞、气海；血虚加脾俞、三阴交；阴虚加三阴交、太溪；阳虚加神阙、关元。

操作：毫针刺，按虚补实泻法操作；神阙、关元用灸法。

（二）其他疗法

1. **耳穴疗法**

（1）取穴：大肠、直肠、交感、皮质下。

（2）操作：采用耳穴压丸法，每日按压 4 次以上，每次 2 分钟左右。两耳交替进行，每 3 天换 1 次压丸。

2. **穴位注射疗法**

（1）取穴：足三里、上巨虚。

（2）操作：用维生素 B_6 或 B_{12} 注射液，每次注射 1 ～ 2 mL，每次取 2 穴，隔日 1 次。

3. **穴位埋线疗法**

（1）取穴：中脘、天枢、腹结、上巨虚。

（2）操作：局部常规消毒后，埋入 3 - 0 号医用羊肠线。每月 1 ～ 2 次。

四、按语

（1）正常的排便过程和排便质量是人体健康的重要构成部分，现代人由于工作和生活节奏加快，各个年龄段的人群均普遍存在便秘问题。对于便秘患者应当首辨虚实，在治疗方面以"虚者补之，实者泻之"为原则，针对不同证型的患者采取不同的治疗方法。

（2）患者应保证充足睡眠，保持良好的精神状态，情绪开朗、心气调和，并忌恼怒。生活要有规律，防止过度疲劳，避免外伤。

（3）饮食调护：饮食宜清淡，多吃水果蔬菜，忌辛辣刺激、膏粱厚味之品，少食煎烤、油炸食物，禁烟酒。

第十五节 痴 呆

痴呆是以呆傻愚笨、智能低下、善忘等为主症的病证，又称呆病。其轻者可见寡言少语，反应迟钝，善忘等症；重则表现为神情淡漠，终日不语，哭笑无常，分辨不清昼夜，外出不知归途，不欲食，不知饥，二便失禁等，生活不能自理。

本病可见于西医学的先天性痴呆、阿尔兹海默病、血管性痴呆、脑叶萎缩症、营养缺乏及代谢性脑病、中毒性脑病、颅脑外伤等疾病中。

一、病因病机

本病由禀赋不足、七情内伤、痰浊阻窍、久病不复、年迈体虚等引起。其病位在脑，与心、肝、脾、肾功能失调有关，病变多见虚实夹杂证。基本病机是髓海不足，神机失用。其证候特征以气血、肾精亏虚为本，以痰浊、瘀血之实邪为标，临床多见虚实夹杂之证。

二、辨证用药

1. 髓海不足

证候：智能减退，记忆力和计算力明显减退，头晕耳鸣，懈惰思卧，齿枯发焦，腰酸骨软，步行艰难，舌瘦色淡，苔薄白，脉沉细弱。

治法：补肾益髓，填精益智。

方药：七福饮。

2. 脾肾两虚

证候：表情呆滞，沉默寡言，记忆减退，失认失算，口齿含糊，词不达意，伴气短懒言，肌肉萎缩，食少纳呆，口涎外溢，腰膝酸软；或四肢不温，腹痛喜按，泄泻，舌质淡白，舌体胖大，苔白；或舌红，苔少或无苔；脉沉细弱。

治法：补肾健脾，益气生精。

方药：还少丹。

3. 痰浊蒙窍

证候：表情呆钝，智力衰退，或哭笑无常，喃喃自语，或终日无语，伴不思饮食，脘腹胀痛，痞满不适，口多涎沫，头重如裹，舌质淡，苔白腻，脉滑。

治法：健脾化浊，豁痰开窍。

方药：洗心汤。

4. 瘀血阻窍

证候：反应迟钝，言语不利，善忘，易惊恐，或思维异常，行为古怪，伴肌肤甲错，口干不欲饮，双目暗晦，舌质暗或有瘀点瘀斑，脉细涩。

治法：活血化瘀，开窍醒脑。

方药：通窍活血汤。

三、针灸治疗

（一）基本治疗

治法：通督调神，补肾益髓。以百会八卦头针为主。

主穴：百会八卦头针、印堂、足三里、太溪、悬钟。

配穴：髓海不足加气海、关元、三阴交；脾肾两虚加脾俞、肾俞；痰浊蒙窍加丰隆、中脘；瘀血阻窍加膈俞、内关。

操作：八卦头针取穴以百会穴为中心，分别在其左、右、前、后、左上、左下、右上、右下方向一一取穴，百会旁开 1 寸为小八卦，旁开 2 寸为中八卦，旁开 3 寸为大八卦，共 3 组八卦穴。患者取仰卧位，先找出百会穴，采用单手快速进针法进针，在百会穴向其身前方平刺0.8～1.2寸，使局部出现酸胀或压迫感为度；八卦穴均向百会穴透刺0.8～1.2寸，3组八卦穴交替运用；针刺得气后，接上电针仪，采用脉冲电，疏密波，强度以患者能耐受为度，通电30分钟后出针，用消毒棉球压穴防止出血。余穴采用虚补实泻法。

（二）其他疗法

1．穴位注射疗法

（1）取穴：肾俞、足三里、三阴交。

（2）操作：采用复方当归注射液，或丹参注射液，或胎盘注射液，或胞磷胆碱注射液，每次选2穴，每次每穴注入药液0.5～1 mL，隔日1次。其中胎盘注射液用于髓海不足、脾肾两虚证。

2．耳穴疗法

（1）取穴：心、肝、肾、枕、脑点、神门、肾上腺。

（2）操作：每次选用4～6穴，采用耳穴压丸法，每日按压4次以上，每次2分钟左右。两耳交替进行，每3天换1次压丸。

四、按语

（1）痴呆病机繁杂，症状表现不一，多虚实错杂，临证时须详审细辨，本病多为本虚标实，重在本虚，治疗当以补虚为主，兼顾其标。

（2）针药结合治疗本病以早期效果较好，晚期疗效较差。有明确病因者在针灸治疗的同时还应积极治疗原发病。

（3）治疗期间应戒烟酒，忌食肥腻，少用安眠镇静的药物，并鼓励患者多参加集体活动。

第五章
外科疾病的针药结合治疗

第一节 气 瘿

气瘿是以颈前漫肿，边缘不清，皮色正常，按之柔软，可随喜怒而消长为主要表现的甲状腺肿大性疾病，俗称"大脖子"病。《诸病源候论》云："气瘿之状，颈下皮宽，内结突起，腿腿然，亦渐长大，气结所成也。"

本病相当于西医的单纯性甲状腺肿。

一、病因病机

本病的病因与居住地区水质过偏和情志内伤关系最为密切，正如《诸病源候论》所言："瘿者，由忧恚气结所生，亦曰饮沙水，沙随气入于脉，搏颈下而成之。"

（1）肝郁气滞。忧恚气结，情志抑郁，肝失调达，肝气郁滞，横逆犯脾，脾失健运，痰浊内生，痰气互结，循经上行，结于喉结之处而成。

（2）水土因素。居住高山地区，久饮沙水，入于脉中，搏结颈下而成。

（3）肾气亏损。妇女经期、胎前产后、绝经期，肾气亏损，正气不足，外邪乘虚侵入，亦能引起本病。

二、辨证用药

1. **肝郁气滞证**

证候：颈粗瘿肿，边缘不清，皮色如常，质软不痛，随吞咽而上下移动；瘿肿过大时有沉重感，或伴有呼吸困难，咽下不适，声音嘶哑。舌淡红，苔薄，脉弦。

治法：疏肝理气，解郁消肿。

方药：四海舒郁丸加减。

2. 肝郁肾虚证

证候：颈粗瘿肿，皮宽质软；伴神情呆滞，倦怠畏寒，肢冷，性欲下降；舌淡，脉沉细。

治法：疏肝补肾，调摄冲任。

方药：四海舒郁丸合右归饮加减。

三、针灸治疗

（一）基本治疗

治法：疏肝理气，解郁消肿。

主穴：水突、扶突、天突、膻中、列缺、合谷、太冲。

配穴：肝郁气滞证加期门；肝郁肾虚证加三阴交、太溪。

操作：针刺得气后，于水突、扶突、天突、膻中加用电针治疗，采用疏密波，通电 30 分钟。

（二）其他疗法

1. 火针疗法

（1）取穴：肘尖。

（2）操作：选择细火针或中粗火针烧至白亮，快针点刺，深度 0.1 ～ 0.3 寸。

2. 耳穴疗法

（1）取穴：神门、脑、心、脾、缘中等穴。

（2）操作：消毒穴位后，采用耳穴压丸法，每日按压 4 次以上，每次 2 分钟左右。两耳交替进行，每 3 天换 1 次压丸。

3. 挑治疗法

（1）取穴：阿是穴。

（2）操作：在两侧锁骨上窝寻找阳性反应点（即阿是穴），反应点一般针头大小，平皮肤或高出皮肤，呈褐黑色或灰白色，表面有光泽，压之不褪色。阳性反应点周围皮肤稍皱，边缘清楚，一般位于天突穴或天突穴附近，或甲状腺表面最高点。令病人仰卧位，充分暴露阳性反应点，常规消毒后，以挑刺针头挑破皮肤，把皮下周围的白色纤维挑断，深度以 0.3 ～ 0.5 cm 为宜。挑治结束后再以安尔碘消毒，不必包扎，嘱患者保持皮肤干燥。每 7 ～ 10 天挑治 1 次，每次选择 2 ～ 3 个阳性反应点。挑治强度以病人觉得局部酸、胀或牵拉样感为宜。

四、按语

（1）针灸治疗对于无甲状腺功能异常的单纯性甲状腺肿常有较好疗效。

（2）对地方性甲状腺肿患者，宜进行食用加碘盐的宣教工作，并嘱其多食海带等含碘丰富的食品，以防复发。

（3）引起甲状腺肿大的原因多种多样，本节只针对无甲状腺功能异常的类型，故临床治疗前，宜做相关检查，以排除甲状腺功能亢进、甲状腺肿瘤等，对于有肿瘤家族病史的患者，更应提高警惕，可行甲状腺彩超、放射性核素检查等。

（4）对气道压迫症状明显者，宜及时采取手术治疗为宜。但发于青春期者（青春期单纯性弥漫性甲状腺肿）不宜手术治疗。

（5）保持心情舒畅，勿郁怒动气。

第二节　乳　　痈

乳痈是以乳房局部结块、红肿热痛，乳汁排出不畅，伴有恶寒发热等全身症状的急性化脓性疾病。临床多发生在产后哺乳期妇女，以初产妇多见，好发于产后 3 ～ 4 周。

本病相当于现代医学的急性化脓性乳腺炎，常因哺乳时婴儿吮破乳头，细菌侵入乳腺和乳管，兼以排乳不畅，乳汁积聚，以致细菌繁殖而引起。

一、病因病机

本病的发生与外邪火毒入侵，或情志不畅、恣食厚味等因素有关。病位在乳房，与肝、胃两经密切相关。基本病机是胃热肝郁，火毒凝结。

（1）肝郁气滞。乳头属足厥阴肝经，肝主疏泄，能调节乳汁的分泌。若情志内伤，肝气不舒，肝失疏泄，使乳汁发生壅滞而结块；郁久化热，热盛肉腐则成脓。

（2）胃热壅滞。乳房属足阳明胃经，乳汁为气血所生化，产后恣食肥甘厚味致阳明积热，胃热壅盛，气血凝滞，乳络阻塞而发生痈肿。

（3）乳汁瘀滞。乳头破损或凹陷，影响哺乳，致乳汁排出不畅，或乳汁多而婴儿不能吸空，造成余乳积存，致使乳络闭阻，乳汁瘀滞，日久败乳蓄积，化热而成痈肿。

二、辨证用药

1. 气滞热壅（郁乳期）

证候：乳房结块初起，肿胀疼痛，肿块或有或无，皮色不变或微红，乳汁排泄不畅；伴恶寒发热，口渴，便秘，全身不适；舌红，苔薄白或薄黄，脉浮数或弦数。

治法：疏肝清胃，通乳消肿。

方药：瓜蒌牛蒡汤加减。

2. 热毒炽盛（酿脓期）

证候：肿块逐渐增大，焮红灼热，痛如刀割，肿块中央渐软，有应指感；可伴壮热，口渴饮冷，面红目赤，烦躁不宁，大便秘结，小便短赤；舌红，苔黄干，脉数或滑数。

治法：清热解毒，托毒透脓。

方药：透脓散加味。

3. 正虚邪恋（溃脓期）

证候：溃破后乳房肿痛减轻，但疮口脓水不断，脓汁清稀，愈合缓慢，或乳汁从疮口溢出形成乳漏；面色少华，全身乏力，头晕目眩，或低热不退，食欲不振；舌淡，苔薄，脉弱无力。

治法：益气和营托毒。

方药：托里消毒散加减。

三、针灸治疗

（一）基本治疗

治法：清热解毒，散结消痈。以足阳明胃经、足厥阴肝经腧穴为主。

主穴：阿是穴、肩井、膻中、乳根、期门、内关、足三里。

配穴：气滞热壅证加曲池、合谷、太冲；热毒炽盛证加液门、大椎、行间；正虚邪恋证加中脘、气海、关元。

操作：采用毫针泻法。阿是穴采用围刺法，膻中穴可向乳房中心方向平刺。

（二）其他疗法

1. 火针疗法

（1）取穴：阿是穴。

（2）操作：脓未成或成而未熟，乳房胀感明显者，宜先疏通乳络，排出郁积的乳汁，先轻揪乳头数次，然后从乳房四周轻柔地向乳头方向按摩，将郁积的乳汁推出。然后先把压痛最明显点及其上下左右各1寸处定位，将火针烧至白亮后，快针刺法，垂直皮肤点刺0.3～0.5寸。脓已熟透者，选择脓成皮肤处最薄弱点或者低位，以粗火针，快针法穿刺，或者平头火针烙刺，如脓肿范围大，可用火铍针顺乳络方向切开排脓，务使脓尽，然后加压包扎。脓肿已溃者，以粗火针或平头火针烙刺腐肉，或以火铍针割治腐肉，然后加压包扎。

2. 刺络放血法

（1）取穴：阿是穴（背部反应点）。

（2）操作：在患者背部第7颈椎至12胸椎以上的部位找红疹，局部常规消毒后，在红疹处以三棱针点刺，并以手挤压使之出血，或以火罐拔罐放血，所有红疹处均须针刺放血。

3. 耳穴疗法

（1）取穴：乳腺、屏间、下屏尖、胸等穴。

（2）操作：消毒穴位后，以毫针对准穴位快速刺入，深度1分左右，约至软骨组织，以不刺透对侧皮肤为度，捻转数秒钟后，留针20～30分钟，每日或隔日治疗1次。或以王不留行籽贴压，3天1次，嘱患者每天按压4～5次，以耳部胀热为度。

4. 艾灸疗法

（1）取穴：阿是穴。

（2）操作：用葱白或大蒜捣烂敷患处，或切成1分厚的片置于肿块上，放橄榄核大艾炷灸之，或采用艾条悬灸之，直至局部红晕，乳汁外溢为度。

5. 穴位贴敷疗法

（1）取穴：阿是穴。

（2）操作：采用金黄散以冷开水或醋调敷患处；或用金黄膏贴敷患处；或用鲜野菊花、鲜蒲公英、鲜地丁草、仙人掌（去刺）等洗净捣烂外敷患处。

（3）适应证：适用于郁乳期患者。

6. 按摩疗法

乳痈初起，局部肿痛，郁乳明显者，可行乳房按摩。先做热敷，再在患侧乳房涂上少许润滑油，先轻揪乳头数次，然后一手掌托起患乳，另一手手指并拢由乳房基底边缘向乳头方向轻轻推按，将郁滞的乳汁逐步挤出。

7. 切开排脓法

成脓期局部按之有波动感或经穿刺抽脓抽得脓液者，应及时切开引流。一般采用与乳头方向呈放射状的切口，切口位置选择脓肿稍低的部位，切口长度与脓腔基底的大小基本一致，使引流通畅不致袋脓，但需避免手术损伤乳络形成乳漏。而乳晕部的浅表脓肿、乳房后的脓肿或乳房周边脓肿，则可在乳晕边缘或乳房周边作弧形切口。若脓腔较大者，必要时可在脓腔最低部位作对口引流。脓肿小而浅者，可用针吸穿刺抽脓。

四、按语

（1）针灸治疗急性乳腺炎早期，具有疗效快、预后好、操作易、费用低等优点。

（2）火针治疗乳痈，早期脓未成者可消肿散结，通络止痛。脓成者可托毒排脓，减压止痛，但又不损伤乳络，故常可取得较好的疗效。

（3）乳痈重在预防，应及时纠正乳头内陷等畸形。妊娠 5 个月后，经常用温热水或 75％ 酒精擦洗乳头。哺乳时注意乳头的清洁卫生，切忌让乳儿含乳入睡。断乳时宜逐步减少授乳的次数和时间，切忌突然断乳，未吮空的乳汁，要及时用吸引器排出乳汁，防止乳汁郁积成痈等。

（4）保持乳头清洁，如有乳头皲裂、擦伤应及时治疗。

（5）乳母应保持精神舒畅，避免情绪过度激动，注意饮食清淡，忌肥甘厚腻，忌食辛辣。

第三节 乳 癖

　　乳癖是指女性乳房部出现慢性、良性、多发性肿块和胀痛为主症的疾病，又称"乳痰""乳核"。疼痛、肿块与月经周期及情志变化密切相关，肿块大小不等，形态不一，边界不清，质地不硬，活动良好。《疡科心得集·辨乳癖乳痰乳岩论》云："有乳中结核，形如丸卵，不疼痛，不发寒热，皮色不变，其核随喜怒消长，此名乳癖。"本病好发于 30～50 岁妇女，约占全部乳腺疾病的 75%，是临床上最常见的乳房疾病。

　　本病相当于现代医学的乳腺小叶增生、乳腺囊性增生、乳腺纤维瘤等。

一、病因病机

　　本病多由于情志不遂，或受到精神刺激，导致肝气郁结，气机阻滞，思虑伤脾，脾失健运，痰浊内生，肝郁痰凝，气血瘀滞，阻于乳络而发病；或因冲任失调，上则乳房痰浊凝结而发病，下则经水逆乱而月经失调。本病病位在乳房，与胃、肝、脾三经关系密切。基本病机是气滞痰凝，冲任失调。

二、辨证用药

1. 肝郁痰凝证
　　证候：多见于青壮年妇女，乳房胀痛或刺痛，乳房肿块随喜怒消长；伴胸闷胁胀，善郁易怒，失眠多梦；舌质淡红，苔薄白，脉弦细涩。
　　治法：疏肝解郁，化痰散结。
　　方药：逍遥蒌贝散加减。

2. 冲任失调证
　　证候：多见于中年妇女，乳房肿块或胀痛，经前加重，经后缓减；伴腰酸乏力，神疲倦怠，头晕，月经失调，量少色淡，甚或经闭；舌淡，苔白，脉沉细。
　　治法：调理冲任。
　　方药：加味二仙汤加减。

三、针灸治疗

（一）基本治疗

治法：理气化痰，调理冲任。以任脉、足阳明胃经、足厥阴肝经穴为主。

主穴：膻中、屋翳、乳根、期门、肩井、足三里、太冲。

配穴：肝郁痰凝证加内关、丰隆；冲任失调证加列缺、公孙、关元、气海。

操作：采用虚补实泻法，膻中穴向患侧乳房平刺。针刺得气后，乳根、屋翳采用电针治疗，疏密波，通电 30 分钟。

（二）其他疗法

1. **火针疗法**

（1）取穴：阿是穴。

（2）操作：定位在肿块中点及其上、下、左、右各边缘，嘱助手固定肿块，勿使之移动，以中粗火针于酒精灯上烧至白亮，快速点刺法，以深至肿块 2/3 为度。

2. **耳穴疗法**

（1）取穴：内分泌、乳腺、神门、胸。

（2）操作：消毒穴位后，以毫针对准穴位快速刺入，深度 1 分左右，约至软骨组织，以不刺透对侧皮肤为度，捻转数秒钟后，留针 20～30 分钟，每日或隔日治疗 1 次。或用王不留行籽进行耳穴贴压，手法由轻到重，按至有热胀感和疼痛（以患者能耐受为度），每日按压 4 次以上，每次 2 分钟左右。两耳交替进行，每 3 天换 1 次压丸。

3. **穴位埋线疗法**

（1）取穴：肩井、天宗、膻中、屋翳、乳根、足三里、三阴交。

（2）辨证加减：肝郁痰凝加肝俞、太冲、期门，冲任失调加关元、次髎、肾俞。

（3）操作方法：患者取仰卧位，每次选取 6 个腧穴，用安尔碘对穴位进行常规消毒，操作者戴无菌手套，镊取一段 0.5～1.5 cm 的外科缝线放置在无菌注射器（7 号）针尖，外露约 0.5 cm，手持无菌注射器，刺入穴位至所需深度，将外科缝线植入穴位。根据患者的病情及对外科缝线的吸收程度，每 2 ～ 6 周采取 1 次埋线治疗，6 次为 1 个疗程。

4. 按摩疗法

按揉行间至太冲；或自乳头向下推至期门穴 36 次，并于期门穴上轻揉 72 次，每天 1 次。

5. 刮痧疗法

乳房部施术：操作者用吸管滴精油 15 ～ 20 滴于胸前，用刮痧板轻揉刮前臂三阴经—腋下—乳房—乳头。手持刮痧板与皮肤约呈 45°，采用循经刮痧，先循胃经，上从库房—膺窗，下由乳根—不容；后循肝经，从章门—期门，均以均匀力度由上向下、由外向内刮拭，至局部出痧为止。

背部操作：用吸管滴精油 15 ～ 20 滴于背部，令患者俯卧，从背部足太阳膀胱经（大杼—肝俞）和督脉（颈 7 至胸 9 节段）刮痧。

6. 穴位注射疗法

（1）取穴：乳根、屋翳、肩井、足三里。

（2）操作：采用当归注射液或丹参注射液 2 mL，每次选 2 个穴位，每穴注入 0.5 ～ 1.0 mL。

四、按语

（1）情志不调在乳癖的发生、发展过程中起着相当大的作用，故调畅情志在乳癖的治疗中很重要。

（2）在治疗过程中和治疗后，宜控制脂类食物的摄入，积极及时治疗其他妇科、内分泌疾病。

（3）本病有一定的癌变风险，应做好临床宣教工作，教导女性进行乳房的自我检查，并定期检查，尤其是有乳腺癌家族史的患者，更应引起重视。

第四节　湿　疮

湿疮是一种由多种内外因素引起的过敏性炎症性皮肤病。以皮肤呈丘疹、疱疹、渗出、肥厚等多形性损害，对称分布，易于渗出，自觉瘙痒，反复发作和慢性化为临床特征。本病男女老幼皆可罹患，而以先天禀赋不耐者为多。无明显季节性，但冬季常复发。一般可分为急性、亚急性、慢性三类。

本病相当于现代医学的湿疹。西医认为本病是一种变态反应性皮肤病，病因尚不明确，可能与体质、感染、精神因素、消化系统功能障碍、内分泌与代谢紊乱有关。

一、病因病机

内因主要与体质、情志、脏腑功能失调有关，外因与风、湿、热邪及饮食不当有关。因患者禀赋不耐，风、湿、热阻于肌肤所致。或因饮食不节，过食辛辣鱼腥动风之品，或嗜酒，伤及脾胃，脾失健运，致湿热内生，又外感风湿热邪，内外合邪，两相搏结，浸淫肌肤发为本病；或因素体虚弱，脾为湿困，肌肤失养或因湿热蕴久，耗伤阴血，化燥生风而致血虚风燥，肌肤甲错，发为本病。湿邪是主要因素，湿性黏腻、重浊，故病多迁延。本病病位在皮肤。基本病机是湿热相搏，化燥生风，皮肤受损。

二、辨证用药

1. 湿热浸淫证

证候：发病急，皮损潮红灼热，瘙痒无休，渗液流滋；伴身热，心烦，口渴，大便干，尿短赤；舌红，苔薄白或黄，脉滑或数。

治法：清热利湿。

方药：龙胆泻肝汤合萆薢渗湿汤加减。

2. 脾虚湿蕴证

证候：发病较缓，皮损潮红，瘙痒，抓后糜烂流滋，可见鳞屑；伴纳少，神疲，腹胀便溏；舌淡胖，苔白或腻，脉弦缓。

治法：健脾利湿。

方药：除湿胃苓汤或参苓白术散加减。

3. 血虚风燥

证候：病程较久，皮损色暗或色素沉着，剧痒，或皮损粗糙肥厚；伴口干不欲饮，纳差腹胀；舌淡，苔白，脉弦细。

治法：养血润肤，祛风止痒。

方药：当归饮子或四物消风饮加减。

三、针灸治疗

（一）基本治疗

治法：清热利湿。以手阳明大肠经、足太阴脾经腧穴为主。

主穴：曲池、合谷、风市、血海、足三里、阿是穴。

配穴：湿热浸淫证加脾俞、水道；脾虚湿蕴证加脾俞、阴陵泉；血虚风燥证加膈俞、三阴交。

操作：阿是穴采用局部围刺法，余穴根据虚补实泻原则，针刺得气后，接电针仪，采用密波，通电 30 分钟。

（二）其他疗法

1. 火针疗法

（1）取穴：阿是穴。

（2）操作：根据皮损面积及丘疱疹大小，选用粗、中粗或细火针，术者将火针置于酒精灯上烧至白亮后，采用速刺法，点刺不留针，刺至皮损基底部。若皮损渗出较多或较肥厚，可局部反复多次进行火针疗法；若皮损面积较大，可先选择渗出较多或较肥厚的皮损进行火针疗法，分 2～3 次治疗。急性期可隔天治疗，亚急性期可每周 2～3 次，慢性期可每周 1～2 次。

2. 穴位注射疗法

（1）取穴：曲池、血海。

（2）操作：每次取 2 穴，采用苯海拉明注射液＋维生素 D_2 果糖酸钙注射液，每穴注入 1 mL。交替取穴，每天 1 次。

3. 放血疗法

（1）取穴：耳尖。

（2）操作：常规消毒后，采用三棱针或皮试针头对准耳尖点刺放血。隔日 1 次，双耳交替。本法适用于急性期、热象明显患者。

4. 铺棉灸法

（1）取穴：阿是穴。

（2）操作：将脱脂干棉花撕成薄如蝉翼（薄棉片中切勿有洞眼），约 3 cm×3 cm 大小的棉片，根据皮损的面积决定施灸棉片的数量。铺在局部皮疹上，用火柴点燃棉花，棉花迅速燃尽，此时患者只有轻微的烧灼感，每次施灸 3 遍。

5. **叩刺拔罐法**

以梅花针叩刺皮损局部，然后加拔火罐，接着叩刺相应的夹脊穴，以潮红为度，隔日 1 次。

6. **耳穴疗法**

（1）取穴：神门、皮质下、肾上腺、心、肝、肺等穴。

（2）操作：消毒穴位后，以毫针对准穴位快速刺入，深度 1 分左右，约至软骨组织，以不刺透对侧皮肤为度，捻转数秒钟后，留针 20 ～ 30 分钟，每日或隔日治疗 1 次。或用王不留行籽进行耳穴贴压，手法由轻到重，按至有热胀感和疼痛（以患者能耐受为度），每日按压 4 次以上，每次 2 分钟左右。两耳交替进行，每 3 天换 1 次压丸。

7. **外治疗法**

急性期：初期尚无渗液时，可用清热止痒的中药如苦参、黄柏、地肤子、荆芥煎汤外洗，或用 10% 黄柏溶液、炉甘石洗剂外搽。若渗出明显，可选用黄柏、生地榆、马齿苋、野菊花等煎汤，或 10% 黄柏溶液、三黄洗剂等湿敷，再用青黛散、麻油调搽。后期渗出减少时用黄连膏、青黛膏外搽。

亚急性期：用三黄洗剂、3% 黑豆馏油、2% 冰片、5% 黑豆馏油软膏外搽。

慢性期：外搽青黛膏、5% 硫黄软膏、10% ～ 20% 黑豆馏油软膏。

四、按语

（1）针灸治疗本病疗效肯定，特别是火针对于减轻局部瘙痒及渗出效果显著。

（2）治疗后局部注意清洁和干燥。各期患者均应避免搔抓，瘙痒难耐，可以清洁物品抚按拍打局部。

（3）饮食及生活调护对于湿疮患者甚为重要。应当忌食辛辣刺激、煎炸油腻、鸡鸭、牛羊肉、鱼腥海鲜等发物，保持清淡饮食、适量运动、心情舒畅。避免热水烫洗及肥皂、花粉、尘螨等刺激。在必须接触洗衣粉、洗洁精等化学物质时佩戴手套。

（4）本病极易反复，应在止痒结痂后坚持治疗一段时间，以巩固疗效。

（5）加强体育锻炼，增强抗病能力。

第五节 痔 疮

痔疮是指直肠末端黏膜下与肛门处血脉瘀结，形成小肉状突出物，伴有出血、疼痛、脱出为主症的疾病。生于齿状线以上者为内痔，生于齿状线以下者为外痔，内外兼有者为混合痔。内痔以便血、脱出、瘙痒、疼痛为主症，外痔则以坠胀、疼痛、有异物感为主。一般以内痔多见。男女老幼皆可罹患，故有"十人九痔"之说，其中以青壮年占大多数。

本病相当于现代医学的痔疮。

一、病因病机

本病多因脏腑本虚，静脉壁薄弱，兼因久坐，负重远行，或长期便秘，或泻痢日久，或临厕久蹲努责，或饮食不节，过食辛辣肥甘之品，或酒色过度，或劳倦胎产等，导致脏腑功能失调，风燥湿热下迫，气血瘀滞不行，阻于魄门，结而不散，筋脉横懈而生痔。或因气血亏虚，摄纳无力，气虚下陷，则痔核脱出。本病病位在肛肠。督脉过直肠，足太阳膀胱经别入肛中，故本病与足太阳膀胱经、督脉关系密切。基本病机是肛部筋脉横懈。

二、辨证用药

1. 风伤肠络证

证候：大便带血，滴血或喷射而出，血色鲜红；或伴口干，大便秘结；舌红，苔黄，脉数。

治法：清热凉血祛风。

方药：凉血地黄汤加减。

2. 湿热下注证

证候：便血色鲜，量较多，痔核脱出嵌顿，肿胀疼痛，或糜烂坏死；口干不欲饮，口苦，小便黄；舌红，苔黄腻，脉濡数。

治法：清热利湿止血。

方药：五神汤加减。

3．脾虚气陷证

证候：肛门坠胀，痔核脱出，需用手托还，大便带血，色鲜红或淡红，病程日久；面色少华，神疲乏力，纳少便溏；舌淡，苔白，脉弱。

治法：健脾益气。

方药：补中益气汤加减。

三、针灸治疗

（一）基本治疗

治法：清热利湿，化瘀止血。以督脉和足太阳膀胱经腧穴为主。

主穴：白环俞、长强、会阳、承山、二白。

配穴：风伤肠络证加曲池、合谷；湿热下注证加阴陵泉、商丘；脾虚气陷证加百会、足三里。

操作：针刺白环俞时针尖向内下方，使针感扩散至肛门；长强穴需沿骶尾骨内壁进针，进针后向左前、右前方透刺，使针感扩散至肛门周围为佳；余穴采用直刺进针，捻转补泻，百会、足三里可加温针灸。

（二）其他疗法

1．火针疗法

（1）取穴：阿是穴。

（2）操作：阿是穴即痔核，充分暴露痔核，严格消毒后，选择粗火针在酒精灯上烧至白亮，采用快速点刺法在每痔 3 点、7 点、11 点三个方向各刺一针，意在阻断痔内血源。然后根据痔核的大小，在其中心及四周各刺数针，快针不留针，深度以有抵触感为宜，即刺到黏膜基底层为宜，若有出血，无须急于止血，待其恶血散尽，即可自止。

2．龈交剪络法

（1）取穴：龈交穴。

（2）操作：用消毒的小弯剪迅速剪去反应点（大多数痔疾患者在龈交穴处或上唇系带下部有粒状或片状突起的反应点，大小不等），若无反应点则将上唇系带下部剪去少许（针尖大小）。

（3）注意事项：剪刺龈交穴时要注意局部止血，剪后嘱患者半小时内不宜进食较热的食物，以免导致局部出血。当天进食后注意用冷开水漱口。

3. 挑治疗法

（1）取穴：阿是穴。

（2）操作：于第7胸椎至腰骶椎之间脊柱中线旁开1.0～1.5寸的范围内，寻找红色丘疹，一个或数个不等，即阿是穴。用粗针将痔点挑破，并挤出血珠和黏液，每周1次。

4. 穴位埋线疗法

（1）取穴：关元俞、大肠俞、白环俞、承山。

（2）操作：每次选4穴，交替使用，2周埋线1次。

5. 耳穴疗法

（1）取穴：直肠、大肠、皮质下、脾、肾上腺、神门。

（2）操作：消毒穴位后，采用耳穴压丸法，每日按压4次以上，每次2分钟左右。两耳交替进行，每3天换1次压丸。

6. 熏洗法

常用五倍子汤、苦参汤等。将药物煮沸，乘热熏之，待水温适宜时，可坐盆浸之，或以手巾蘸药液作湿热敷。

四、按语

（1）痔疮肿痛发作时，针灸治疗能快速缓解症状。对于病情重或出血严重者，宜选择手术治疗为宜。

（2）痔疮形成主要与体质、不良的生活习惯等相关，因此，应保持大便通畅。养成每天定时排便的习惯，临厕不宜久蹲努责。注意饮食调理，多喝开水，多吃蔬菜水果，少食辛辣、醇酒、炙煿之品。

（3）避免久坐久卧，适当进行体育锻炼。

（4）加强提肛功能锻炼，有助于减轻症状或避免愈后复发。

第六节　筋　瘤

筋瘤是以筋脉色紫，盘曲突起如蚓状、形成团块为主要表现的浅表静脉病变。《外科正宗》云："筋瘤者，坚而色紫，垒垒青筋，盘曲甚者，结若蚯蚓。"本病好发于下肢，多见于长期从事站立负重工作，劳倦伤气，或者多次怀孕的女性。

本病相当于现代医学的下肢静脉曲张。

一、病因病机

本病多由于长期从事站立负重工作，劳倦伤气，或多次妊娠，气滞血瘀，筋脉纵横，血壅于下，结成筋瘤；或骤受风寒或涉水淋雨，寒湿侵袭，凝结筋脉，筋挛血瘀，成块成瘤；或因外伤筋脉，瘀血凝滞，阻滞筋脉络道而成。

二、辨证用药

1. 劳倦伤气
证候：久站久行或劳累时瘤体增大，下坠不适感加重；常伴气短乏力，脘腹坠胀，腰酸。舌淡，苔薄白，脉细缓无力。
治法：补中益气，活血舒筋。
方药：补中益气汤加减。

2. 寒湿凝筋
证候：瘤色紫暗，喜暖，下肢轻度肿胀；伴形寒肢冷，口淡不渴，小便清长。舌淡暗，苔白腻，脉弦细。
治法：暖肝散寒，益气通脉。
方药：暖肝煎合当归四逆汤加减。

3. 外伤瘀滞
证候：青筋盘曲，状如蚯蚓，表面色青紫，患肢肿胀疼痛。舌有瘀点，脉细涩。
治法：活血化瘀，和营消肿。
方药：活血散瘀汤加减。

三、针灸治疗

1. 火针疗法
（1）取穴：阿是穴、太渊。
（2）操作：先点刺太渊穴，太渊以细火针于酒精灯上烧至白亮，快针法点刺，不留针，深0.1～0.2寸。然后嘱助手固定瘤体，勿使之移动，定位后，选择中粗火针在酒精灯上烧至白亮，先在瘤体旁侧快针刺入，然后快针点刺瘤体中点，使恶血出尽为宜，必要时可加火罐。

2．外治疗法

患肢用弹力绑带加压包扎，或穿弹力袜，长期使用或可使瘤体缩小或停止发展。若用弹力绑带包扎，要注意松紧适宜，防止肢体缺血坏死。

3．手术疗法

对有症状的筋瘤，无手术禁忌证者，可采取手术行大隐静脉高位结扎和曲张静脉剥脱术或曲张静脉激光电凝术等治疗。

四、按语

（1）火针治疗筋瘤具有活血通络止痛等即时效果，临床疗效好。

（2）从西医角度来讲，火针点刺曲张的静脉放血，起到减压、止痛的作用，疗效快，症状缓解明显，对曲张不严重者，可以避免手术。

（3）因下肢静脉曲张者局部血运不好，容易发生感染，故临床操作应严格消毒，防止感染的发生。

（4）患者治疗过程中和治愈后，宜避免行走、负重、负立等，卧床时宜把患者抬高，促进血液回流，如有条件，可以弹力绑带适当加压包扎，患者可穿着弹力袜，减轻下肢浅表静脉的负荷。

（5）长期站立工作或分娩后，适当加强下肢锻炼，配合按摩等以促进气血流通，改善症状。

第七节　腱　鞘　囊　肿

腱鞘囊肿是发生于关节囊或腱鞘附近的囊性肿物，有轻微酸痛感，严重者有一定程度的功能障碍。一般认为肌腱或关节的长期过度劳损使滑膜腔内滑液增多而形成囊性疝出，以及结缔组织的黏液性退行性变可能是发病的重要原因。本病多见于青壮年女性，好发于腕部、足背及腘窝。

本病类似于中医学中的"筋结""筋瘤""聚筋"等病范畴。

一、病因病机

本病的发生多与患部关节活动、劳损或外伤刺激等因素有关。本病病位在筋，属经筋病。基本病机为经筋劳伤，津液凝滞。

二、诊断要点

腕背部或足背部出现囊性肿物，呈半圆球形，表面光滑，边界清楚，质软，有波动感，压痛轻微或无压痛；囊液充满时，囊壁变坚硬，局部压痛。

三、针灸治疗

1. 火针疗法

（1）取穴：囊肿局部。

（2）操作：患者取坐位或卧位，暴露患部，常规消毒后用火针在酒精灯上烧红后快速刺入囊肿基底部位，快入快出，连续点刺 3 ～ 5 次，并向囊肿施加压力以挤尽囊内浓稠胶冻状物体，然后用创可贴覆盖，每周 1 次。

2. 扬刺法

（1）取穴：囊肿局部。

（2）操作：在囊肿中心刺 1 针，然后在囊肿上下左右各刺 1 针，针刺深度以针尖达囊肿基底部为准，得气后用平补平泻法，加用电针疗法，选用疏密波，留针 30 分钟。

3. 三棱针疗法

（1）取穴：阿是穴。

（2）操作：囊肿部位常规消毒，医者一手掐持囊肿，另一手持三棱针对准囊肿高点迅速刺入，刺破囊壁，出针后用力挤压囊肿，排出胶性黏液，局部常规消毒后加压包扎 2 ～ 3 天。

4. 艾灸疗法

（1）取穴：阿是穴。

（2）操作：采用艾条温和灸，每次施灸 15 ～ 20 分钟。

四、按语

（1）火针治疗本病疗效显著，现代医学认为，火针刺破囊壁，滑液流出，局部张力降低，故症状改善；加压可使囊壁粘连、囊腔闭锁而使本病痊愈。本法简便易行，具有痛苦小、疗效好、免除手术之苦等优点。

（2）手持鼠标时间过长，或姿势不正确，易导致手关节滑膜腔的损伤，从而引发腱鞘囊肿；因此，需要长时间使用鼠标的办公人员，应每隔 1 小时休息 5 ～ 10 分钟，做柔软操或局部按摩。

（3）平素可适当做一些温和的手部运动以缓解疼痛；旋转手腕即是简单又有效的运动之一，可运动所有的腕部肌肉，促进局部血液循环，并消除手腕的弯曲姿势。

（4）在劳累后应用热水对患处进行浸泡，使局部血流通畅；亦可进行局部按摩，从而促进局部血液循环。

（5）治疗期间和治愈初期，应注意休息，避免局部过劳，以防止复发。

〜〜〜〜〜〜第六章〜〜〜〜〜〜

骨伤科疾病的针药结合治疗

第一节 落 枕

落枕是以颈项部突然发生疼痛、活动受限为主症的病证，又称"失枕""失颈"。本病好发于青壮年，以冬春季多见。症状轻者数日内可自愈，症状重者可迁延数周不愈。

本病相当于西医学的颈肌劳损、颈项纤维组织炎、枕后神经痛等疾病。西医认为本病主要由颈部肌肉长时间过分牵拉而发生痉挛所致，也可见于颈椎小关节滑膜嵌顿、半脱位或肌肉筋膜的炎症。

一、病因病机

本病发生与睡眠姿势不正、枕头高低不适、颈部负重过度、寒邪侵袭等因素有关。本病病位在颈项部经筋，与督脉、手足太阳经和少阳经关系密切。基本病机是经筋受损，筋络拘急，气血阻滞不通。

二、经络辨证

颈项部、后枕部疼痛，项部正中僵硬，俯仰活动受限，为督脉、足太阳膀胱经证；疼痛以颈项后外侧为主，甚至牵及耳后及肩胛骨，伴转颈活动受限，为手太阳经证；以侧颈部疼痛为主，为少阳经证。

三、辨证用药

1. 风寒入络证

证候：颈项背部僵硬疼痛，拘紧麻木，可兼有淅淅恶风，微发热，头痛等表证。舌淡，苔薄白，脉弦紧。

治法：疏风散寒，通络止痛。

方药：桂枝加葛根汤加减或葛根汤加减。

2. 气血瘀滞证

证候：晨起颈项疼痛，活动不利，活动时患侧疼痛加剧，头部歪向患侧，局部有明显压痛点，有时可见筋结。舌紫暗，脉弦紧。

治法：活血化瘀，通络止痛。

方药：舒筋活血汤加减。

四、针灸治疗

（一）基本治疗

治法：行气活血，舒筋通络。以局部阿是穴为主，配合循经远端取穴。

主穴：风池、天柱、阿是穴、外劳宫。

配穴：督脉、太阳经证加后溪、束骨；少阳经证加肩井、悬钟。

操作：先针刺远端外劳宫穴，持续捻转行针，同时嘱患者慢慢活动颈项部，一般疼痛可缓解。然后再针刺局部腧穴。若有感受风寒史者，颈项部腧穴加用温针灸；若由颈部过度负重所致者，可点刺出血，加拔罐。

（二）其他疗法

1. 火针疗法

（1）取穴：阿是穴。

（2）操作：局部常规消毒后，采用中粗火针，在酒精灯上烧至白亮，采用速刺法，点刺不留针，针刺深浅根据穴位局部肌肉的厚度来决定，一般深度 0.3～0.5 寸，在局部连续点刺 3～5 针，然后在局部涂上一层薄薄的万花油。

2．拔罐疗法

（1）取穴：阿是穴。

（2）操作：患者取健侧卧位，疼痛轻者直接在患者项背部行闪罐法，顺着肌肉走行进行拔罐；疼痛较重者可在局部顺着肌肉走行行走罐法。

3．刺络拔罐疗法

（1）取穴：大椎、肩外俞、风门。

（2）操作：每次取 2 ~ 3 穴，常规消毒后，采用皮试针头迅速点刺穴位，针后迅速出针，并加拔火罐，留罐 5 分钟，出血约 5 mL，起罐后，嘱患者头部做左右旋转运动。

4．运动针疗法

（1）取穴：中平穴（足三里穴直下 1 寸处），左病取右，右病取左，双侧疼痛取双侧穴位。

（2）操作：常规消毒后，视病人胖瘦采用 2 ~ 4 寸毫针直刺，以泻为主，用力提插捻转，使针感上下传导为宜，同时令患者活动颈部，留针 10 ~ 15 分钟，每 3 ~ 5 分钟行针 1 次。

5．耳穴疗法

（1）取穴：颈、肩、枕、肝、神门。

（2）操作：消毒穴位后，以毫针对准穴位快速刺入，深度 1 分左右，约至软骨组织，以不刺透对侧皮肤为度，捻转数秒钟后，留针 20 ~ 30 分钟，每日或隔日治疗 1 次。或用王不留行籽进行耳穴贴压，手法由轻到重，按至有热胀感和疼痛（以患者能耐受为度），每日按压 4 次以上，每次 2 分钟左右。两耳交替进行，每 3 天换 1 次压丸。

6．穴位注射疗法

（1）取穴：阿是穴。

（2）操作：选取压痛点及痉挛肌肉，常规消毒，药用灯盏细辛注射液 2 mL 穴位注射，每次选 2 穴，每穴注射 1 mL。

7．梅花针疗法

（1）取穴：颈夹脊、大椎、大杼、肩井、肩中俞、肩外俞。

（2）操作：局部皮肤常规消毒后，采用梅花针叩刺局部，使局部皮肤发红，微出血为度。

五、按语

（1）针灸治疗本病疗效显著，常可立即取效。

（2）睡眠时注意选择适宜的枕头。枕头的高、低、软、硬均对颈椎有直接影响，最佳的枕头应该是能支撑颈椎的生理曲线，并保持颈椎的平直。枕头要弹性稳定，枕芯以热压缩海绵材料为宜。

（3）注意颈部保暖。颈部受寒冷刺激会使肌肉血管痉挛，加重颈部板滞疼痛；在秋冬季节，最好穿高领衣服；天气稍热，夜间睡眠时应注意防止颈肩部受凉；炎热季节，空调温度不能太低。

（4）若病人在一段时间内反复落枕，在除外高枕等诱发因素外，宜行详细检查，及时拍 X 线片，以排除早期颈椎病。

第二节　项　痹

项痹是以头颈部疼痛，活动不利，甚至肩背疼痛，或肢体一侧或两侧麻木疼痛，或眩晕，或下肢乏力，步态不稳，甚至肌肉萎缩等为主症的病证。

本病相当于现代医学的颈椎病，根据临床表现不同可分为颈型、神经根型、椎动脉型、脊髓型、交感型及混合型。

一、病因病机

本病发生与年老体衰、长期劳损、感受外邪或跌扑损伤等因素有关。病位在颈项部，涉及督脉、足太阳膀胱经、手太阳小肠经和手阳明大肠经经脉及其经筋。基本病机是项部痹阻不通或肝肾不足，筋骨失养。

二、经络辨证

颈项部、后枕部疼痛，项部僵紧不舒，为督脉、足太阳膀胱经证；颈项部不舒，压痛明显，疼痛可沿前臂尺侧放射，伴无名指、小指麻木，为手太阳小肠经证；颈、肩、上臂的外侧和前臂桡侧发生放射性疼痛、麻木，伴拇指、食指、中指麻木，为手阳明大肠经证。

三、辨证用药

1. 风寒痹阻证

证候：颈、肩、上肢窜痛麻木，以痛为主，头有沉重感，颈部僵硬，活动不利，恶寒畏风。舌淡红，苔薄白，脉弦紧。

治法：祛风散寒，祛湿通络。

方药：羌活胜湿汤加减。

2. 气滞血瘀证

证候：颈肩部、上肢刺痛，痛处固定，伴有肢体麻木。舌质暗，脉弦。

治法：行气活血，通络止痛。

方药：桃红四物汤加减。

3. 痰湿阻络证

证候：头晕目眩，头重如裹，四肢麻木，纳呆。舌暗红，苔厚腻，脉弦滑。

治法：祛湿化痰，通络止痛。

方药：半夏白术天麻汤加减。

4. 肝肾不足证

证候：眩晕头痛，耳鸣耳聋，失眠多梦，肢体麻木，面红目赤。舌红少苔，脉弦细。

治法：补益肝肾，通络止痛。

方药：肾气丸加减。

5. 气血亏虚证

证候：头晕目眩，面色苍白，心悸气短，四肢麻木，倦怠乏力。舌淡苔少，脉细弱。

治法：补益肝肾，通络止痛。

方药：黄芪桂枝五物汤加减。

四、针灸治疗

1. 项痹针灸温通方

取穴：颈部夹脊穴、百会、后溪、大椎、外关。

配穴：风寒痹阻证加风门、风府；气滞血瘀证加膈俞、合谷；痰湿阻络证加丰隆、足三里；肝肾不足证加肝俞、肾俞；气血亏虚证加脾俞、胃俞。

操作：

（1）温针灸：患者俯卧位，充分暴露颈项部，颈部夹脊穴用 30 号 1.5 寸毫针，进针深度 0.5～0.8 寸，针刺得气后加用温针；每日 1 次，10 次为 1 个疗程。

（2）火针疗法：患者俯卧位，充分暴露颈项部，取病变节段夹脊穴位，持 95% 酒精棉球于穴位上方，将火针针身最大长度的烧红烧透，并尽量缩短进针距离，迅速准确地刺入穴位 0.5～0.8 cm，后用万花油涂抹患处；隔日 1 次，5 次为 1 个疗程。

其他穴位常规针刺，针刺得气后加电针，采用疏密波，通电 20～30 分钟。

2．火针疗法

（1）取穴：风池、颈夹脊、大杼。

（2）操作：患者取坐位或俯卧位，根据病变节段所在选用相应的夹脊穴。在已选腧穴上涂上一层万花油，点燃酒精灯，左手持酒精灯，右手持中粗火针在酒精灯的外焰加热针体，直至将针尖烧至红白后，迅速准确地刺入穴位 0.2～0.3 cm，每个腧穴点刺 2 次，夹脊穴可连续点刺，术毕涂上一层万花油；隔日 1 次，5～7 次为 1 个疗程。

3．刺络拔罐疗法

（1）取穴：颈夹脊、阿是穴。

（2）操作：在病变颈椎两侧用皮肤针叩刺，待轻微出血后拔火罐，留罐 5 分钟左右。

4．穴位注射疗法

（1）取穴：病变节段夹脊穴。

（2）操作：灯盏细辛注射液，每穴注入 1 mL，每次选取 2 穴，隔日 1 次。

5．耳穴疗法

（1）取穴：颈、颈椎、神门、枕、内分泌、肾等穴。

（2）操作：消毒穴位，用王不留行籽进行耳穴贴压，手法由轻到重，按至有热胀感和疼痛（以患者能耐受为度），每日按压 4 次以上，每次 2 分钟左右。两耳交替进行，每 3 天换 1 次压丸。

6．穴位贴敷疗法

虚证方：吴茱萸：黄芪：当归：肉桂 = 10：5：3：1。

实证方：石菖蒲∶白芥子∶防风∶天竺黄∶细辛 = 4∶4∶4∶4∶1。

（1）风寒痹阻证。

贴剂：实证方；穴位：颈部夹脊、风门、大椎。

（2）气滞血瘀证。

贴剂：虚证方；穴位：颈部夹脊、膈俞、血海。

（3）痰湿阻络证。

贴剂：实证方；穴位：颈部夹脊、丰隆、足三里。

（4）肝肾不足证。

贴剂：虚证方；穴位：颈部夹脊、肝俞、肾俞。

（5）气血亏虚证。

贴剂：虚证方；穴位：颈部夹脊、脾俞、胃俞。

7. 中药熏洗

通痹洗方：当归 30 g、三七 10 g、艾叶 20 g、土鳖虫 10 g、红花 10 g、入地金牛 20 g、海桐皮 20 g。

将药煎至 1 000 mL 后加入腿浴盆中，待水温 40 ～ 43 ℃时泡腿、足，每次 30 分钟，10 次为 1 个疗程。

五、按语

（1）针灸治疗颈椎病有较好的疗效，其中，尤以颈型、神经根型、椎动脉型为佳，对脊髓型需要较长疗程的治疗。

（2）本病容易复发，故在针灸治疗的同时，应避免长期伏案工作，睡眠时枕头的高低要适当。平时养成良好坐姿，良好的坐姿可减少劳累，避免损伤；长时间低头可使颈部肌肉疲劳，造成慢性劳损，会继发一系列症状；最佳的伏案工作姿势是颈部保持正直，微微地前倾，不要扭转、倾斜；工作时间超过 1 小时，应该休息几分钟，做些颈部运动或按摩；不宜头靠在床头或沙发扶手上看书、看电视。

（3）注意颈部保暖，避免风寒之邪侵袭。

（4）适当进行颈部功能锻炼。锻炼方法如下：头中立位前屈至极限，回复到中立位；后伸至极限，回复到中立位；左旋至极限，回复到中立位；右旋至极限，回复到中立位；左侧屈至极限，回复到中立位；右侧屈至极限，回复到中立位。动作宜缓慢，稍稍用力。锻炼时，有的病人颈部可感觉到响声，如果伴有疼痛，应减少锻炼的次数或停止锻炼；如果没有疼痛，则可以继续锻炼。头中立位双手十指相叉抱在颈后，头做缓慢的前屈和后伸运动，与此同时，双手用力对抗头的运动，以锻炼颈椎后侧的肌肉力量。

第三节　漏　肩　风

漏肩风是以肩部持续疼痛及活动受限为主症的病证。风寒是本病的主要诱因，多发于50岁左右，俗称"五十肩"。因患肩局部常畏寒怕冷，尤其后期常出现肩关节的炎症粘连和肌肉萎缩，肩部活动明显受限，故又称"肩凝症""冻结肩"。

本病相当于现代医学的"肩关节周围炎"，简称"肩周炎"，是肩关节周围肌肉、韧带、肌腱、滑囊、关节囊等软组织损伤、退变而引起的关节囊和关节周围软组织的一种慢性无菌性炎症。

一、病因病机

本病发生与体虚、劳损、风寒侵袭肩部等因素有关。病位在肩部筋肉，与手三阳经、手太阴经关系密切。基本病机是肩部经络阻滞不通或筋肉失于濡养。

二、经络辨证

以肩前区疼痛为主，后伸疼痛加剧者，为手阳明经证；以肩外侧疼痛为主，外展疼痛加剧者，为手少阳经证；以肩后侧疼痛为主，肩内收时疼痛加剧者，为手太阳经证；以肩前近腋部疼痛为主且压痛明显者，为手太阴经证。

三、辨证用药

1. 风寒湿证

证候：肩部窜痛，遇风寒痛增，得温痛缓，畏风恶寒，或肩部有沉重感。舌淡，苔薄白或腻，脉弦滑或弦紧。

治法：祛风散寒，利湿通络。

方药：蠲痹汤加减。

2．气滞血瘀证

证候：肩部肿胀，疼痛拒按，以夜间为甚。舌暗或有瘀斑，舌苔白或薄黄，脉弦或细涩。

治法：活血祛瘀，舒筋通络。

方药：舒筋活血汤加减。

3．气血亏虚证

证候：肩部酸痛，劳累后疼痛加重，伴头晕目眩，气短懒言，心悸失眠，四肢乏力。舌淡，少苔或舌苔白，脉细弱或沉。

治法：补气养血，通络止痛。

方药：黄芪桂枝五物汤加减。

四、针灸治疗

（一）基本治疗

治法：通经活络，舒筋止痛。以局部取穴配合循经远端取穴为主。

主穴：肩髃、肩髎、肩贞、阿是穴、阳陵泉。

配穴：手阳明经证加合谷；手少阳经证加外关；手太阳经证加后溪；手太阴经证加列缺。

操作：先刺远端腧穴，行针后鼓励患者活动肩关节；肩部腧穴要求有强烈针感，得气后风寒湿证及气血亏虚证加用温针灸，气滞血瘀证加用电针疗法，疏密波，留针30分钟。

（二）其他疗法

1．火针疗法

（1）取穴：阿是穴。

（2）操作：局部常规消毒后，阿是穴以中粗火针，采用速刺法，点刺不留针，针刺深浅根据穴位局部肌肉的厚度来决定，一般深度0.3～0.5寸，在局部不同位置点刺3～5针，术毕局部涂上一层薄薄的万花油。

2．运动针疗法

（1）取穴：条口透承山（左病取右，右病取左，双侧病变取双侧）。

（2）操作：让病人坐位，两腿屈成直角，以3寸毫针深刺条口穴，并向承山穴方向透刺，以条口、承山两穴均有强烈针感为度。术者行针同时，嘱患者活动患肩，留针 10 ～ 15 分钟，每 5 分钟行针 1 次。

3. 穴位注射疗法

（1）取穴：阿是穴、肩髃、肩髎。

（2）操作：灯盏细辛注射液 4 mL，每次选取 2 穴，每穴注入 2 mL，隔日 1 次。

4. 耳穴疗法

（1）取穴：肩关节、肩、肾上腺。

（2）操作：常规消毒，对准穴位快速刺入，深度 1 分左右，约至软骨组织，以不刺透对侧皮肤为度。捻转数秒钟后，留针 20 ～ 30 分钟，每日或隔日治疗 1 次。或用王不留行籽进行耳穴贴压，手法由轻到重，按至有热胀感和疼痛（以患者能耐受为度），并嘱患者活动肩部，每日按压 4 次以上，每次 2 分钟左右。两侧耳穴交替使用。

5. 刺络拔罐疗法

（1）取穴：阿是穴。

（2）操作：用三棱针在肩部压痛点点刺，使少量出血，加拔火罐；或用皮肤针叩刺肩部压痛点，使少量出血，加拔火罐。

6. 小针刀疗法

（1）取穴：阿是穴。

（2）操作：肩关节出现粘连时可在局麻下将小针刀刺入痛点，可触及硬结及条索状，顺肌纤维走行方向剥离松解粘连，每周 1 次。

五、按语

（1）针灸治疗本病疗效显著，治疗越早效果越好。但应注意排除肩关节结核、肿瘤、骨折、脱臼等疾病。

（2）尽早开展肩关节的主动运动和被动运动，以保持肩关节的活动度。

（3）平时注意肩部防寒保暖。纠正不良姿势。对于经常伏案、双肩经常处于外展状态的人，应注意调整姿势，避免长期的不良姿势造成慢性劳损和积累性损伤。

（4）加强功能锻炼。平时结合自己的生活习惯做一些如屈肘甩手、体后拉手、展臂站立、头枕双手、旋肩等简单锻炼。

第四节　肘　劳

　　肘劳是以肘部局限性慢性疼痛，伴活动受限为主症的病证。多因前臂旋转和屈伸肘腕关节用力不当所致。多见于家庭妇女、木工、钳工、水电工、矿工及网球运动员等。

　　本病相当于西医学之肱骨外上髁炎、肱骨内上髁炎及尺骨鹰嘴炎。临床上以肱骨外上髁炎最多见。

一、病因病机

　　本病发生常与慢性劳损有关，病位在肘部手三阳经筋。基本病机是筋脉不通，气血痹阻。

二、经络辨证

　　肘关节外上方（肱骨外上髁周围）有明显的压痛点，为手阳明经筋证；肘关节外部（尺骨鹰嘴处）有明显的压痛点，为手少阳经筋证；肘关节内下方（肱骨内上髁周围）有明显的压痛点，为手太阳经筋证。

三、针灸治疗

（一）基本治疗

　　治法：舒筋通络，活血止痛。以局部阿是穴及循经取穴为主。

　　主穴：曲池、阿是穴。

　　配穴：手阳明经筋证配肘髎、合谷；手少阳经筋证配天井、外关；手太阳经筋证配小海、阳谷。

　　操作：在局部压痛点采用多向透刺，或多针齐刺，得气后加用电针治疗，疏密波，通电30分钟。

（二）其他疗法

1. 火针疗法

（1）取穴：阿是穴。

（2）操作：在阿是穴处涂上一层万花油，右手持中粗火针在酒精灯的外焰加热针体，直至将针体烧至红白后，迅速准确地刺入阿是穴，以针尖达骨膜为佳，留针3秒，术毕涂上一层万花油；隔天1次，5～10天为1个疗程。

2. 运动针疗法

（1）取穴：阳陵泉透阴陵泉（左病取右，右病取左，双侧病变取双侧）。

（2）操作：患者取端坐位，两腿屈膝成直角，取阳陵泉穴，常规消毒后，用3寸针灸针朝阴陵泉方向针刺，阳陵泉、阴陵泉均得气之后，术者在行针的同时，嘱患者患肢前臂进行各角度主动运动，运动10～15分钟，患者疼痛减轻后予出针。每天1次，3次为1个疗程。

3. 耳穴疗法

（1）取穴：神门、皮质下、肾上腺、肘。

（2）操作：消毒穴位后，以毫针对准穴位快速刺入，针尖约至软骨组织，以不刺透对侧皮肤为度，捻转数秒钟后，留针20～30分钟，每日或隔日治疗1次。或用王不留行籽进行耳穴贴压，手法由轻到重，按至有热胀感和疼痛（以患者能耐受为度），每日按压4次以上，每次3分钟左右。两耳交替进行，每3天换1次压丸。

4. 穴位注射疗法

（1）取穴：阿是穴。

（2）操作：采用灯盏细辛注射液4 mL，每次取2穴，每穴2 mL。

5. 隔姜灸疗法

（1）取穴：阿是穴。

（2）操作：在阿是穴上放置鲜姜片，用艾炷隔姜灸，每穴灸3～5壮，每日或隔日1次，10次为1个疗程。

6. 刺络拔罐法

（1）取穴：阿是穴。

（2）操作：用皮肤针叩刺局部出血，然后加拔火罐，留罐5分钟。每周2～3次。

7. 小针刀疗法

用针刀松解肱骨外上髁、肱骨内上髁部位肌腱附着点的粘连。

四、按语

（1）针灸治疗本病疗效肯定，值得推广。

（2）平素应避免过度活动肘部；治疗期间应尽量减少活动肘部。

（3）注意局部保暖，可配合热敷治疗。

第五节 膝 痹

膝痹是以膝关节的疼痛、屈伸不利及行走不便为主症的病证，患者下蹲困难，可伴有下肢乏力。多发于中老年人。相当于西医的膝关节退行性骨关节病，是一种以膝关节软骨退行变性、关节边缘和软骨下骨质增生为特征的慢性、无菌性、进行性炎症。病久则发生骨及软骨的退变，出现膝关节疼痛、畸形和功能障碍。

一、病因病机

本病发病与年老体虚，暴力损伤，慢性劳损等因素有关。患者在肝肾亏虚的基础上复感风、寒、湿邪，外邪侵袭人体经脉，留于肢体、筋骨、关节之间，导致气血不畅，不通则痛。本病病位在膝部经脉、经筋，与肝肾相关。以肝肾亏虚为本；邪气内阻，经络壅滞为标。

二、辨证用药

1. 风寒湿痹证

证候：膝关节酸软疼痛、痛处固定，有如刀割或有明显重着感或患处表现肿胀感，关节活动欠灵活，畏风寒，得热则舒。舌质淡，苔白腻，脉紧或濡。

治法：祛风散寒，除湿止痛。

方药：乌头汤加减。

2. 风湿热痹证

证候：起病较急，膝关节红肿、灼热、疼痛，甚至痛不可触，得冷则舒，可伴全身发热，或皮肤红斑、硬结。舌质红，苔黄，脉滑数。

治法：清热疏风，除湿止痛。

方药：桂枝芍药知母汤加减。

3. 瘀血闭阻证

证候：膝关节刺痛，痛处固定，局部有僵硬感，或麻木不仁，舌质紫暗，苔白而干涩。

治法：活血化瘀，舒筋止痛。

方药：身痛逐瘀汤加减。

4. 肝肾亏虚证

证候：膝关节隐隐作痛，腰膝酸软无力，酸困疼痛，遇劳更甚，舌质红、少苔，脉沉细无力。

治法：滋补肝肾，强筋壮骨。

方药：左归丸加减。

三、针灸治疗

1. 膝痹针灸温通方

主穴：内外膝眼、梁丘、阳陵泉、阿是穴。

配穴：风寒湿痹证加阴陵泉、关元；风湿热痹证加大椎、曲池；瘀血闭阻证加血海、膈俞；肝肾亏虚证加三阴交、太溪。

操作：内外膝眼、梁丘、阳陵泉、阿是穴用 30 号 1.5～2.0 寸毫针，针身与皮肤呈 90°，进针深度 0.8～1.5 寸。针刺得气后加用温针。

2. 火针疗法

（1）取穴：内外膝眼、阿是穴。

（2）操作：患者取卧位，定位好内外膝眼及阿是穴，予安尔碘在内外膝眼穴处消毒，点燃酒精灯，左手持酒精灯，右手持毫火针在酒精灯的外焰加热针体，直至将针体烧至红白后，迅速准确地刺入穴位中 1.0～1.8 cm，根据患者耐受程度可不留针或留针 3 秒，术毕按压约 30 秒，涂上一层万花油；隔日 1 次，3～5 次为 1 个疗程。

3. 穴位注射疗法

（1）取穴：血海、内外膝眼、阳陵泉。

（2）操作：病程短者，可选灯盏细辛注射液在血海进行穴位注射，注入 2 mL，隔日 1 次；久病者，可选骨肽注射液在内外膝眼及阳陵泉处进行注射，每穴注入 2 mL，隔日 1 次；膝痹反复发作，经久不愈者，可选玻璃酸钠合利多卡因注射液注射。

四、按语

（1）针灸治疗本病有较好疗效。
（2）平时应注意减轻膝关节的负担，注意减肥，防治骨质疏松，避免引起疼痛的动作，如上下楼梯、爬山、长时间行走，可骑自行车运动。
（3）注意膝关节的保暖，避免受寒。
（4）加强肌力锻炼，最大限度地伸展和屈曲膝关节。

第六节　踝关节扭伤

踝关节扭伤是指踝关节部位韧带、肌腱、关节囊等软组织损伤引起的以踝关节肿胀、疼痛，甚至活动受限为主要表现的一类疾病。本病多由于行走不慎，足踏于不平之地，或下楼梯时突然踩空，或跳跃时足部着地不稳，致使足部突然发生内翻或跖屈内翻，或轻度背伸外翻发生跪跌姿势等引起。由于踝关节极度扭曲引起韧带过牵、移位、甚至撕裂，或其他筋肉组织撕裂，甚至嵌顿，发生局部渗出与血肿形成。本病属中医"筋伤"范畴。

一、病因病机

本病发生与足部运动用力过猛或用力不当等因素有关。本病病位在踝部筋络。基本病机是筋脉凝滞，气血运行不畅。

二、经络辨证

足外踝周围肿胀疼痛或压痛明显（踝关节外侧副韧带损伤），足内翻疼痛加剧，为足少阳经筋及阳跷脉病证；足内踝周围肿胀疼痛或压痛明显（踝关节内侧副韧带损伤），足外翻疼痛加剧，为足太阴经筋及阴跷脉病证。

三、辨证用药

1. 气滞血瘀证

证候：损伤早期，踝关节疼痛，活动时加剧，局部肿胀明显及皮下瘀斑，关节活动受限。舌红边有瘀点，脉弦。

治法：活血祛瘀，消肿止痛。

方药：七厘散或桃红四物汤加减。

2. 筋脉失养证

证候：损伤后期，关节持续隐痛，轻度肿胀，或可触及硬结，步行乏力。舌淡，苔白，脉弦细。

治法：滋补肝肾，养血壮筋。

方药：左归丸加减。

四、针灸治疗

（一）基本治疗

（1）急性期（扭伤24小时以内）。

治法：疏调经筋，缓急止痛。以局部穴及相应同名经腕关节部腧穴为主。

主穴：阿是穴、阳池（或太渊）。

配穴：足少阳经筋及阳跷脉病证加丘墟、申脉；足太阴经筋及阴跷脉病证加商丘、照海。

操作：先针刺上肢腧穴，行较强的捻转提插泻法，持续行针1～3分钟，同时嘱患者慢慢活动踝关节；然后再针刺局部腧穴，手法宜轻柔，不能过重。

（2）恢复期（扭伤24小时后）。

治法：舒筋活络，消肿止痛。以局部腧穴为主。

主穴：阿是穴。

配穴：足少阳经筋及阳跷脉病证配丘墟、足临泣、申脉；足太阴经筋及阴跷脉病证配商丘、照海、大钟。

操作：采用毫针泻法，或在肿胀局部阿是穴行围刺法，可加用温针灸或电针。

（二）其他疗法

1. 火针疗法

（1）取穴：阿是穴。

（2）操作：阿是穴常规消毒后，选用中粗火针烧至白亮后快速刺入穴位，深度根据肌肉厚度而定，深 0.3 ～ 0.5 寸，迅速出针，重者需在患处再找痛点，可连刺 2 ～ 3 针，一般每平方厘米病灶 3 ～ 5 针为宜。扭伤急性期 24 小时内局部不宜火针，可在对侧肢体对应阿是穴处用火针快速频频浅刺 3 ～5 次。

2. 刺络拔罐疗法

（1）取穴：阿是穴。

（2）操作：在阿是穴用皮肤针重叩刺至微出血，或三棱针点刺 5 ～ 6 针，然后加拔火罐，留罐 5 分钟左右，至瘀血出尽。本法适用于恢复期，局部血肿明显者。

3. 耳穴疗法

（1）取穴：踝、神门、肝、肾、皮质下。

（2）操作：消毒穴位后，以毫针对准穴位快速刺入，深度 1 分左右，约至软骨组织，以不刺透对侧皮肤为度，捻转数秒钟后，留针 20 ～ 30 分钟，每日或隔日治疗 1 次。或用王不留行籽进行耳穴贴压，手法由轻到重，按至有热胀感和疼痛（以患者能耐受为度），每日按压 4 次以上，每次 2 分钟左右。两耳交替进行，每 3 天换 1 次压丸。

4. 穴位注射疗法

（1）取穴：膈俞、胆俞、肝俞、肾俞，后期可取阿是穴及邻近腧穴。

（2）操作：采用灯盏细辛注射液 4 mL，每次取 2 穴，每穴 2 mL，每周 2 次。

5. 艾灸疗法

（1）取穴：阿是穴。

（2）操作：在阿是穴采用悬灸法，时间 15 ～ 20 分钟。本疗法适用于恢复期。

五、按语

（1）针灸治疗踝关节扭伤有较好的疗效，主要针对不完全损伤，对于韧带断裂者需采取手术治疗。

（2）扭伤急性期患部宜制动，24 小时内配合冷敷，24 小时后可予热敷。

（3）病程长者要注意局部护理，注意患部保暖，避免感受风寒湿邪。

第七节　痛风性关节炎

痛风性关节炎是由于嘌呤代谢障碍、血尿酸增高所致的关节炎症，因尿酸盐沉积在关节囊、滑囊、软骨、骨质和其他组织中而引起病损及炎性反应。主要表现为关节剧痛，多见于第一跖趾关节，也可发生于其他较大关节，尤其是踝部与足部关节，常为单侧突然起病，关节周围组织有红肿、发热和压痛，查血尿酸多有增高。本病多见于 40 岁以上男性，呈反复发作。

祖国医学称急性痛风性关节炎为"痹症"，古籍中也出现过"痛风"的记载，此外还可称之为"痛痹""历节风""白虎历节"等。

一、病因病机

本病发病多因平素多食膏粱厚味，致脾失运化，痰湿内生；或先天禀赋不足兼受外感风寒湿热之邪，寒邪郁久化热，湿热凝炼生痰，阻滞经络；或素体阳盛，积热日久，热郁为毒，脏腑蕴毒。

二、辨证用药

1．湿热蕴结证
证候：局部关节红肿热痛，发病急骤，病及一个或多个关节，多兼有发热、恶风、口渴、烦闷不安，或头痛汗出，小便短黄。舌红，苔黄或黄腻，脉弦滑数。

治法：清热利湿，通络止痛。

方药：三妙散合当归拈痛汤加减。

2．痰瘀痹阻证
证候：关节疼痛反复发作，日久不愈，时轻时重，或呈刺痛，固定不移，关节肿大，甚至强直畸形，屈伸不利，皮下结节，或皮色紫暗。舌暗，苔白腻，脉弦或沉涩。

治法：化痰行瘀，蠲痹通络。

方药：桃红四物汤合当归拈痛汤加减。

3. 脾虚湿阻证

证候：无症状期，或仅有轻微的关节症状，或高尿酸血症，或见身困倦怠，头晕，腰膝酸痛，纳食减少，脘腹胀闷，舌质淡胖或舌尖红，苔白或黄厚腻，脉细或弦滑。

治法：健脾利湿，益气通络。

方药：防己黄芪汤加减。

4. 寒湿痹阻证

证候：关节疼痛，肿胀不甚，局部不热，痛有定处，屈伸不利，或见皮下结节或痛风石，肌肤麻木不仁，舌淡苔薄或白腻，脉弦或濡缓。

治法：温经散寒，除湿通络。

方药：乌头汤加减。

三、针灸治疗

（一）基本治疗

治法：清热祛湿，通络止痛。

主穴：阿是穴、丰隆、曲池、合谷、病变关节相关经脉荥穴、郄穴。

配穴：湿热蕴结证配阴陵泉、内庭；痰瘀痹阻证加血海、三阴交；肝肾亏虚证加太溪、肝俞；脾虚湿阻证加脾俞、阴陵泉；寒湿痹阻证加风门、阴陵泉。

操作：诸穴常规针刺，针刺得气后行捻转泻法，留针20分钟。

（二）其他治疗

1. 火针疗法

（1）取穴：阿是穴。

（2）操作：阿是穴常规消毒后，选用中粗火针烧至白亮后迅速刺入穴位，深度根据肌肉厚度而定，深0.3～0.5寸，迅速出针。

2. 耳穴疗法

（1）取穴：相应病变部位、内分泌、交感、神门、肾。

（2）操作：消毒穴位后，采用耳穴压丸法，每日按压 4 次以上，每次 2 分钟左右。两耳交替进行，每 3 天换 1 次压丸。

四、按语

（1）火针治疗本病疗效显著，可达到开门祛邪、以热引热之效。

（2）平时应注意饮食调护，防治肥胖，避免高嘌呤食物如肉类、家禽、动物内脏、沙丁鱼、豆类、冬菇等，不宜饮酒、浓茶、咖啡等。

第七章

妇科疾病的针药结合治疗

第一节 月经不调

月经不调是以月经的周期、经量、经色、经质异常为表现的妇科常见病证。其中主要是月经周期改变。包括月经先期、月经后期、月经先后无定期。

月经不调的发生常与感受寒邪、饮食伤脾或情志不畅等因素有关。病位在胞宫，与冲、任二脉及肾、脾、肝三脏关系密切。基本病机是冲任失调，脏腑功能失常，气血不和。

一、月经先期

月经先期是指月经周期提前 7 天以上，甚至 10 余日一行，连续 2 个月经周期以上，又称月经提前、经行先期、经早等。

本病相当于西医学排卵型功能失调性子宫出血病的黄体不健和盆腔炎症所致的子宫出血。月经先期伴月经过多可进一步发展为崩漏，应及时进行治疗。

（一）病因病机

本病的主要病机是冲任不固，经血失于制约，月经提前而至。常见的病因有气虚和血热。

1. 脾气虚

因素体虚弱，或劳力过度，忧思不解，饮食失节，损伤脾胃，脾伤则中气虚弱，冲任不固，不能统摄经血，故月经提前而至。

2. 肾气虚

多因房劳多产，或久病伤肾，肾气虚弱，肾虚则冲任不固，不能制约经血，遂致月经提前而至。

3. 血热

可分阴虚血热、阳盛血热和肝郁化热。

（1）阴虚血热。素体阴虚，或失血伤阴，产乳过多，耗损精血，或思虑过度，营阴暗耗，阴血虚少，虚热内生，热扰冲任，冲任不固，不能制约经血，遂致月经提前而至。

（2）阳盛血热。素体阳盛，或过食温燥、辛辣之品，或感受热邪，热伤冲任，迫血妄行，遂致月经提前而至。

（3）肝郁化热。素体情志不畅，肝气郁结，郁久化热，热伤冲任，迫血妄行，遂致月经提前而至。

（二）辨证用药

1. 脾气亏虚证

证候：经期提前，或兼量多，色淡质稀，神疲肢倦，气短懒言，小腹空坠，纳少便溏，舌淡红，苔薄白，脉缓弱。

治法：健脾益气，固冲调经。

方药：补中益气汤加减。

2. 肾气亏虚证

证候：经期提前，量少，色淡黯，质清稀，腰酸腿软，头晕耳鸣，小便频数，面色晦暗或有黯斑，舌淡黯，苔薄白，脉沉细。

治法：补肾益气，固冲调经。

方药：固阴煎加减。

3. 阴虚血热证

证候：经期提前，量少，色红质稠，颧赤唇红，手足心热，咽干口燥，舌红，苔少，脉细数。

治法：养阴清热，凉血调经。

方药：两地汤加减。

4. 阳盛血热证

证候：经期提前，量多，色紫红，质稠，心胸烦闷，渴喜冷饮，大便燥结，小便短赤，面色红赤，舌红，苔黄，脉滑数。

治法：清热降火，凉血调经。

方药：清经散加减。

5. 肝郁化热证

证候：经期提前，量多或少，经色紫红，质稠有块，经前乳房、胸胁、少腹胀痛，烦躁易怒，口苦咽干，舌红，苔黄，脉弦数。

治法：清肝解郁，凉血调经。

方药：丹栀逍遥散加减。

（三）针灸治疗

1. 基本治疗

治法：理气调血，固摄冲任。以任脉及足太阴脾经腧穴为主。

主穴：关元、血海、地机、三阴交。

配穴：脾气亏虚证加足三里、脾俞；肾气亏虚证加气海，肾俞；阴虚血热证加太溪、然谷；阳盛血热证加曲池、行间；肝郁化热证加期门、太冲；月经量多者加隐白。

操作：采用虚补实泻法。脾气亏虚、肾气亏虚者可采用温针灸治疗；隐白采用直接灸。

2. 其他疗法

（1）艾灸疗法。

1）取穴：关元。

2）操作：将点燃的艾条插入艾灸器，放置患者的少腹部上，其中心对准关元穴，患者腹部有温热感为宜，灸 15 ～ 20 分钟，以灸至皮肤温热红晕，每日 1 次。

（2）穴位注射疗法。

1）取穴：气海、关元、血海、足三里、三阴交。

2）操作：每次选 2 穴，采用胎盘注射液 4 mL，每穴注入 2 mL，隔日 1 次，上述腧穴交替执行。适用于虚证患者。

（3）皮肤针疗法。

1）取穴：选背腰骶部夹脊穴或背俞穴，下腹部任脉、肾经、胃经、脾经，下肢足三阴经。

2）操作：局部消毒后，采用梅花针叩刺局部至皮肤潮红为度，隔日 1 次。

（4）耳穴疗法。

1）取穴：皮质下、内分泌、子宫、肾、肝、脾。

2）操作：常规消毒穴位后，采用耳穴压丸法，每日按压 4 次以上，每次 2 分钟左右。两耳交替进行，每 3 天换 1 次。

（5）头针疗法。

1）取穴：双侧生殖区。

2）操作：消毒穴位后，采用毫针针刺，针身与头皮呈 15°～ 30°夹角，针尖向穴线方向，快速将针刺入头皮下，将针体沿帽状腱膜下层进针，间歇捻转运针，留针 30 分钟，隔日 1 次。

二、月经后期

月经后期指月经周期延后 7 天以上，甚至错后 3 ～ 5 个月一行，并连续 2 个月经周期以上者，也称经水过期、经行后期、经期错后、月经稀发、经迟等。

本病相当于西医学的月经稀发。月经后期如伴经量过少，常可发展为闭经。

（一）病因病机

本病的主要病机是精血不足或邪气阻滞，血海不能按时满溢，遂致月经后期。常见的病因有肾虚、血虚、血寒、气滞和痰湿。

1. **肾虚**

因先天肾气不足，或房事不节，房劳多产，损伤肾气，肾虚致冲任虚损，血海不能按时满溢，遂致月经错后。

2. **血虚**

数伤于血，或产乳过多，病后体虚，食少纳呆，化源不足，营血衰少，冲任不足，血海不能按时满溢，遂致经行错后。

3. **血寒**

（1）虚寒。

素体阳虚，或久病伤阳，阳虚生内寒，脏腑失于温养，气血生化不足，致气虚血少，冲任不足，血海不能按时满溢，遂致经行错后。

（2）实寒。

经产之时，感受寒邪，或过服寒凉，寒邪搏于冲任，血为寒凝，胞脉不畅，血行迟滞，血海不能按时满溢，遂致经行错后。

4．气滞

素性抑郁，情志不遂，气机不畅，血为气滞，冲任不畅，气血运行迟滞，血海不能按时满溢，遂致经行错后。

5．痰湿

素体肥胖，痰湿内盛，或劳逸过度，饮食不节，损伤脾胃，脾失健运，痰湿内生，痰湿下注冲任，壅滞胞脉，气血运行缓慢，血海不能按时满溢，遂致经行错后。

（二）辨证用药

1．肾虚证

证候：经期错后，量少，色淡黯，质清稀，腰酸腿软，头晕耳鸣，带下清稀，面色晦暗，或面部黯斑，舌淡暗，苔薄白，脉沉细。

治法：补肾益气，养血调经。

方药：大补元煎加减。

2．血虚证

证候：经期错后，量少，色淡质稀，小腹空痛，头晕眼花，心悸失眠，皮肤不润，面色苍白或萎黄，舌淡，苔薄，脉细无力。

治疗：养血和营，益气调经。

方药：滋血汤加减。

3．虚寒证

证候：经期错后，量少，色淡质稀，小腹隐痛，喜温喜按，腰酸无力，小便清长，面色㿠白，舌淡，苔白，脉沉迟无力。

治法：温肾助阳，养血调经。

方药：温胞饮加减。

4．实寒证

证候：经期错后，量少，经色紫黯有块，小腹冷痛拒按，得热痛减，畏寒肢冷，舌暗，苔白，脉沉紧或沉迟。

治法：温经散寒，活血调经。

方药：温经汤加减。

5．气滞证

证候：经期错后，量少，经色黯红或有血块，小腹胀痛，精神抑郁，胸闷不舒，舌淡红，苔薄白，脉弦。

治法：理气行滞，活血调经。

方药：加味乌药汤加当归、川芎。

6. 痰湿证

证候：经期错后，量少，色淡，质黏，头晕恶心，体胖，心悸气短，带下量多，舌淡胖，苔白腻，脉滑。

治法：燥湿化痰，活血调经。

方药：芎归二陈汤加减。

（三）针灸治疗

1. 基本治疗

治法：益气和血，通调冲任。以任脉及足阳明胃经、足太阴脾经腧穴为主。

主穴：天枢、气海、归来、三阴交、水泉。

配穴：肾虚证加肾俞、关元；血虚证加血海、足三里；虚寒证加关元、命门；实寒证加子宫、次髎；气滞证加期门、太冲；痰湿证加阴陵泉、丰隆。

操作：常规针刺，配穴按虚补实泻法操作，腹部穴位使针感向小腹和少腹部传导，在针柄上穿置一段长约 1.5 cm 的艾条施灸，热度以患者能忍受为度，并在施灸的下方垫一纸片，防止艾火掉落烫伤皮肤，直待燃尽，去灰出针，治疗时间约为 20 分钟，每日治疗 1 次。

2. 其他疗法

（1）艾灸疗法。

1）取穴：关元。

2）操作：将点燃的艾条插入艾灸器，放置患者的少腹部上，其中心对准关元穴，患者腹部有温热感为宜，灸 15 ～ 20 分钟，以灸至皮肤温热红晕，每日 1 次。

（2）穴位注射疗法。

1）取穴：气海、关元、血海、足三里、三阴交。

2）操作：每次选 2 穴，实证用当归注射液 4 mL，虚证用胎盘注射液 4 mL，每穴注入 2 mL，隔日 1 次，上述腧穴交替执行。

（3）皮肤针疗法。

1）取穴：选背腰骶部夹脊穴或背俞穴，下腹部任脉、肾经、胃经、脾经，下肢足三阴经。

2）操作：局部消毒后，采用梅花针叩刺局部至皮肤潮红为度，隔日一次。

（4）耳穴疗法。

1）取穴：皮质下、内分泌、子宫、肾、肝、脾。

2）操作：消毒穴位后，采用耳穴压丸法，每日按压 4 次以上，每次 2 分钟左右。两耳交替进行，每 3 天换 1 次压丸。

三、月经先后无定期

月经先后无定期指月经周期时而提前时而延后达 7 日以上，并连续 2 个月经周期以上，称为"月经先后无定期"，又称"经水先后无定期""月经愆期""经乱"。

本病相当于西医学排卵型功能失调性子宫出血病的月经不规则。青春期初潮后 1 年内及更年期月经先后无定期者，如无其他症状，可不予治疗。月经先后无定期若伴有经量增多及经期紊乱者，常可发展为崩漏。

（一）病因病机

本病主要病机是冲任气血不调，血海蓄溢失常。其病因有肾虚、脾虚和肝郁。

1. 肾虚

少年肾气未充，更年期肾气渐衰，或素体肾气不足，房劳多产，久病大病，损伤肾气，肾气不充，开阖不利，冲任失调，血海蓄溢失常，遂致经行先后无定期。

2. 脾虚

素体脾虚，或饮食失节，或思虑过度，损伤脾气，脾虚统摄无权及生化不足，冲任气血失调，血海蓄溢失常，遂致经行先后无定期。

3. 肝郁

素性抑郁，或忿怒过度，致肝气逆乱，气乱则血乱，冲任失司，血海蓄溢失常，遂致月经先后无定期。

（二）辨证用药

本病以月经周期或长或短但经期正常为辨证要点。治疗以调理冲任气血为原则，或疏肝解郁，或调补脾肾，随证治之。

1. 肾虚证

证候：经行或先或后，量少，色淡，质稀，头晕耳鸣，腰酸腿软，小便频数，舌淡，苔薄，脉沉细。

治法：补肾益气，养血调经。

方药：固阴煎加减。

2．脾虚证

证候：经行或先或后，量多，色淡质稀，神倦乏力，脘腹胀满，纳呆食少，舌淡，苔薄，脉缓。

治法：补脾益气，养血调经。

方药：归脾汤加减。

3．肝郁证

证候：经行或先或后，经量或多或少，色黯红，有血块，或经行不畅，胸胁、乳房、少腹胀痛，精神郁闷，时欲太息，嗳气食少，舌淡红，苔薄，脉弦。

治法：疏肝解郁，和血调经。

方药：逍遥散加减。

（三）针灸治疗

1．基本治疗

治法：补肾疏肝，调理冲任。以任脉及足太阴脾经腧穴为主。

主穴：关元、三阴交、肝俞。

配穴：肾虚证加肾俞、太溪；脾虚证加脾俞、足三里；肝郁证加期门、太冲。

操作：常规针刺，关元穴使针感向小腹和少腹部传导，肾虚证、脾虚证加用温针灸治疗。

2．其他疗法

（1）艾灸疗法。

1）取穴：关元。

2）操作：将点燃的艾条插入艾灸器，放置患者的少腹部上，其中心对准关元穴，患者腹部有温热感为宜，灸 15 ～ 20 分钟，以灸至皮肤温热红晕，每日 1 次。

（2）穴位注射疗法。

1）取穴：气海、关元、血海、足三里、三阴交。

2）操作：每次选 2 穴，实证用当归注射液 4 mL，虚证用胎盘注射液 4 mL，每穴注入 2 mL，隔日 1 次，上述腧穴交替执行。

（3）皮肤针疗法。

1）取穴：选背腰骶部夹脊穴或背俞穴，下腹部任脉、肾经、胃经、脾经，下肢足三阴经。

2）操作：局部消毒后，采用梅花针叩刺局部至皮肤潮红为度，隔日1次。

（4）耳穴疗法。

1）取穴：皮质下、内分泌、子宫、肾、肝、脾。

2）操作：消毒穴位后，采用耳穴压丸法，每日按压4次以上，每次2分钟左右。两耳交替进行，每3天换1次压丸。

（5）头针疗法。

1）取穴：双侧生殖区。

2）操作：消毒穴位后，采用毫针针刺，针身与头皮呈15°～30°夹角，针尖向穴线方向，快速将针刺入头皮下，将针体沿帽状腱膜下层进针，间歇捻转运针，留针30分钟，隔日1次。

四、按语

（1）针灸对月经不调有较好的疗效。对于生殖系统器质性病变引起者应采用综合治疗措施。

（2）把握治疗时机有助于提高疗效。一般多在月经来潮前5～7天开始治疗，行经期间停针。

（3）平时注意生活调养和经期卫生，如畅达情志、调节寒温、适当休息、忌食生冷和辛辣食物等。

第二节　痛　　经

凡在经期或经行前后，出现周期性小腹疼痛，或痛引腰骶，或伴有恶心呕吐，甚至剧痛晕厥者，称为"痛经"，又称"经行腹痛"。以青年女性为多见。

西医学将其分为原发性痛经和继发性痛经两种。

一、病因病机

本病的发生常与起居不慎、受寒饮冷、情志不调、先天禀赋、久病体虚等因素有关。病位在胞宫，与冲、任二脉及肝、肾关系密切。基本病机：实证是冲任瘀阻，气血运行不畅，胞宫经血流通受阻，不通则痛；虚证为冲任虚损，胞宫、经脉失养，不荣则痛。

二、辨证用药

本病以伴随月经来潮而周期性小腹疼痛作为辨证要点，根据其疼痛发生的时间、部位、性质、喜按或拒按等不同情况，辨其虚实寒热，在气在血。一般痛在经前、经期，多属实；痛在经后、经期，多属虚。痛、胀俱甚，拒按，多属实；隐隐作痛、喜揉喜按，多属虚。得热痛减多为寒，得热痛甚多为热。痛甚于胀多为血瘀，胀甚于痛多为气滞。痛在两侧少腹病多在肝，痛连腰际病多在肾。其治疗大法以通调气血为主。

1. **肝肾亏损证**

证候：经期或经后小腹隐隐作痛，喜按，月经量少，色淡质稀，头晕耳鸣，腰酸腿软，小便清长，面色晦暗，舌淡，苔薄，脉沉细。

治法：补肾填精，养血止痛。

方药：调肝汤加减。

2. **气血虚弱证**

证候：经期或经后小腹隐痛喜按，月经量少，色淡质稀，神疲乏力，头晕心悸，失眠多梦，面色苍白，舌淡，苔薄，脉细弱。

治法：补气养血，和中止痛。

方药：圣愈汤去生地黄，加白芍、香附、延胡索。

3. **气滞血瘀证**

证候：经前或经期小腹胀痛拒按，胸胁、乳房胀痛，经行不畅，经色紫黯有块，块下痛减，舌紫暗，或有瘀点，脉弦或弦涩有力。

治法：行气活血，祛瘀止痛。

方药：膈下逐瘀汤加减。

4. **寒凝血瘀证**

证候：经前或经期小腹冷痛拒按，得热痛减，经血量少，色黯有块，畏寒肢冷，面色青白，舌暗，苔白，脉沉紧。

治法：温经散寒，祛瘀止痛。

方药：温经汤加减。

5. 湿热蕴结证

证候：经前或经期小腹灼痛拒按，痛连腰骶，或平时小腹痛，至经前疼痛加剧，经量多或经期长，经色紫红，质稠或有血块，平素带下量多，黄稠臭秽，或伴低热，小便黄赤，舌红，苔黄腻，脉滑数或濡数。

治法：清热除湿，化瘀止痛。

方药：清热调血汤加红藤、败酱草、薏苡仁。

三、针灸治疗

（一）基本治疗

1. 实证

治法：行气活血，通经止痛。以任脉、足太阴脾经为主。

主穴：中极、次髎、地机、三阴交。

配穴：气滞血瘀证加血海、太冲；寒凝血瘀证加关元、归来；湿热蕴结证加阴陵泉、行间。

操作：毫针泻法，寒凝血瘀证加用温针灸治疗。

2. 虚证

治法：调补气血，温养冲任。以任脉、足阳明胃经、足太阴脾经腧穴为主。

主穴：关元、次髎、足三里、三阴交。

配穴：肝肾亏损证加肝俞、太溪；气血虚弱证加气海、脾俞。

操作：毫针补法，关元、气海、足三里、肾俞、脾俞采用温针灸治疗。

（二）其他疗法

1. 火针疗法

（1）取穴：次髎。

（2）操作：穴位常规消毒后，选中粗火针，置于酒精灯上烧至白亮后，快针法点刺，刺入穴位深度 0.5～1.0 寸。

2. 艾灸疗法

（1）取穴：关元。

（2）操作：将点燃的艾条插入艾灸器，放置患者的少腹部上，其中心对准关元穴，患者腹部有温热感为宜，灸 15～20 分钟，以灸至皮肤温热红晕为度。每日 1 次，连续治疗 3 个月经周期。

3. 穴位注射疗法

（1）取穴：血海、足三里、三阴交、地机。

（2）操作：每次选 2 穴，穴位常规消毒后，实证采用当归注射液 4 mL，虚证采用胎盘注射液 4 mL，每穴注入 2 mL，隔日 1 次。

4. 皮肤针疗法

采用梅花针扣刺腰骶部督脉、膀胱经和下腹部任脉、肾经、脾经等。中度刺激，以皮肤潮红为度，隔日 1 次。

5. 耳穴疗法

（1）取穴：取内分泌、内生殖器、肝、肾、皮质下、神门。

（2）操作：消毒穴位后，以毫针对准穴位快速刺入，深度 1 分左右，约至软骨组织，以不刺透对侧皮肤为度，捻转数秒钟后，留针 20～30 分钟，每日或隔日治疗 1 次。或用王不留行籽进行耳穴贴压，手法由轻到重，按至有热胀感和疼痛（以患者能耐受为度），每日按压 4 次以上，每次 2 分钟左右。两耳交替进行，每 3 天换 1 次压丸。

四、按语

（1）针灸对原发性痛经有较好疗效。治疗时间以经前 3～5 天开始至月经末为宜，连续治疗 3 个月经周期。

（2）治疗的同时，应注意预防与调摄。注重经期、产后卫生；经期保暖，避免受寒；保持精神愉快，气机畅达；不可过用寒凉或滋腻之品。

第三节 闭 经

女子年逾 16 周岁，月经尚未来潮，或月经周期建立后又中断 3 个周期以上者，称为"闭经"，前者称原发性闭经，后者称继发性闭经，古称"女子不月""月事不来""经水不通""经闭"等。妊娠期、哺乳期或更年期的月经停闭属生理现象，不作病论。有的少女初潮 2 年内偶尔出现月经停闭现象，可不予治疗。

现代医学中，闭经多见于下丘脑、垂体、卵巢、子宫等功能失调，或甲状腺、肾上腺等疾病，消耗性疾病、过度节食导致的营养不良也会引起闭经。

一、病因病机

本病的发生常与禀赋不足、七情所伤、感受寒邪、饮食不节、思虑或劳累过度、房事不节、过度节食、产育或失血过多等因素有关。本病病位主要在胞宫，与肝、肾、脾、胃有关。基本病机是血海空虚或脉道不通，前者为"血枯经闭"，后者为"血滞经闭"。

二、辨证用药

在确诊闭经之后，尚须明确是月经病还是他病所致，因他病致闭经者先治他病然后调经。

辨证重在辨明虚实或虚实夹杂的不同情况。治疗虚证者治以补肾调经，或健脾益气，养血调经；实证者治以行气活血，或温经通脉，或化痰祛湿，通脉调经。

1. **肾气虚证**

证候：月经初潮来迟，或月经后期量少，渐至闭经，头晕耳鸣，腰膝酸软，小便频数，性欲减退，舌淡红，苔薄白，脉沉细。

治法：补肾益气，养血调经。

方药：大补元煎加丹参、牛膝。

2. **肾阴虚证**

证候：月经初潮来迟，或月经后期量少，渐至闭经，头晕耳鸣，腰膝酸软，或足跟痛，手足心热，甚则潮热盗汗，心烦少寐，颧红唇赤，舌红，苔少或无苔，脉细数。

治法：滋补肾阴，养血调经。

方药：左归丸加减。

3. **肾阳虚证**

证候：月经初潮来迟，或月经后期量少，渐至闭经，头晕耳鸣，腰痛如折，畏寒肢冷，小便清长，夜尿多，大便溏薄，面色晦暗，或目眶黯黑，舌淡，苔白，脉沉弱。

治法：温补肾阳，养血调经。

方药：右归丸加减。

4. 脾气亏虚证

证候：月经停闭数月，肢倦神疲，食欲不振，脘腹胀闷，大便溏薄，面色淡黄，舌淡胖有齿痕，苔白腻，脉缓弱。

治法：健脾益气，养血调经。

方药：归脾汤加减。

5. 血虚经闭证

证候：月经停闭数月，头晕眼花，心悸怔忡，少寐多梦，皮肤不润，面色萎黄，舌淡，苔少，脉细。

治法：补血养血，和血调经。

方药：小营煎加鸡内金、鸡血藤。

6. 气滞血瘀证

证候：月经停闭数月，小腹胀痛拒按；精神抑郁，烦躁易怒，胸胁胀满，嗳气，善叹息，舌紫暗或有瘀点，脉沉弦或涩而有力。

治法：行气活血，化瘀通经。

方药：血府逐瘀汤加减。

7. 寒凝血瘀证

证候：月经停闭数月，小腹冷痛拒按，得热则痛缓，形寒肢冷，面色青白，舌紫暗，苔白，脉沉紧。

治法：温经散寒，活血调经。

方药：温经汤加减。

8. 痰湿阻滞证

证候：月经停闭数月，带下量多，色白质稠，形体肥胖，或面浮肢肿，神疲肢倦，头晕目眩，心悸气短，胸脘满闷，舌淡胖，苔白腻，脉滑。

治法：化痰除湿，活血通经。

方药：苍附导痰丸加减。

三、针灸治疗

（一）基本治疗

1. 血枯经闭

治法：调补冲任，养血通经。以任脉及足阳明胃经、足太阴脾经腧穴为主。

主穴：关元、归来、足三里、三阴交。

配穴：肾气虚证加肾俞；肾阴虚证加太溪；肾阳虚证加气海；脾气亏虚证加脾俞；血虚经闭证加血海。

操作：采用毫针补法。肾气虚证、肾阳虚证、脾气亏虚证可加用温针灸治疗。

2. 血滞经闭

治法：通调冲任，活血通经。以任脉及足太阴脾经腧穴为主。

主穴：中极、归来、血海、三阴交、合谷。

配穴：气滞血瘀证加太冲；寒凝血瘀证加子宫；痰湿阻滞证加阴陵泉。

操作：采用毫针泻法。

（二）其他疗法

1. 艾灸疗法

（1）取穴：关元。

（2）操作：将点燃的艾条插入艾灸器，放置患者的少腹部上，其中心对准关元穴，患者腹部有温热感为宜，灸 15～20 分钟，以灸至皮肤温热红晕。每日 1 次，连续治疗 3 个月经周期。

2. 皮肤针疗法

采用梅花针叩刺腰骶部夹脊和下腹部任脉、肾经、胃经、脾经、带脉等，从上而下，中度刺激，循经每隔 1 cm 叩刺 1 处，以皮肤潮红为度，隔日 1 次。

3. 穴位注射疗法

（1）取穴：关元、归来、足三里、血海、三阴交。

（2）操作：实证选用当归注射液、虚证选用胎盘注射液，每次选取 2 穴，每穴注入 2 mL，隔日 1 次，以上穴位交替执行。

4．耳穴疗法

（1）取穴：取子宫、肝、脾、肾、内分泌、皮质下。

（2）操作：消毒穴位后，采用耳穴压丸法，每日按压4次以上，每次2分钟左右。两耳交替进行，每3天换1次压丸。

四、按语

（1）针灸对本症有较好疗效，特别是对痰湿阻滞证、气滞血瘀证、寒凝血瘀证疗效较好，为巩固疗效，在经血复通后仍应坚持治疗1～2个月经周期。

（2）经行之际，避免冒雨涉水，忌食生冷；避免长期服用影响月经的药物；避免多次人流对子宫造成不可逆的伤害。

（3）闭经的预后与转归取决于病因、病位、体质、环境等，要注意查明病因，有原发病者应针对原发病治疗。

（4）注意情绪调节，保持乐观豁达心态，加强体育锻炼，增强体质，注意劳逸结合，生活起居有规律。

第四节　崩　　漏

妇女不在行经期间经血暴下不止，或淋漓下血不断者，称为"崩漏"。一般突然出血，来势急，血量多的叫"崩"；淋漓下血，来势缓，血量少的叫"漏"。崩与漏的出血情况虽不相同，但其发病机理是一致的，而且在疾病发展过程中常相互转化，如血崩日久，气血耗伤，可变成漏，久漏不止，病势日进，也能成崩，故临床上常常崩漏并称。正如《济生方》言："崩漏之病，本乎一证，轻者谓之漏下，甚者谓之崩中。"

本病相当于现代医学无排卵型功能失调性子宫出血、盆腔炎性疾病或其他原因引起的非经期阴道出血。

一、病因病机

本病的发生常与素体阳盛或脾肾亏虚、房劳多产、七情内伤、饮食不节、劳倦思虑等因素有关。本病病位在胞宫，与冲、任二脉及脾、肾关系密切。基本病机：实证是因热、瘀阻滞冲任，血不归经；虚证是冲任不固，血失统摄。

二、辨证论治

崩漏以无周期性的阴道出血为辨证要点，临证时结合出血的量、色、质变化和全身证候辨明寒、热、虚、实。治疗应根据病情的轻重缓急、出血的久暂，采用"急则治其标，缓则治其本"的原则，灵活运用塞流、澄源、复旧三法。

塞流即止血。崩漏以失血为主，止血乃是治疗本病的当务之急。具体运用止血方法时，还要注意崩与漏的不同点。治崩宜固摄升提，不宜辛温行血，以免失血过多导致阴竭阳脱；治漏宜养血行气，不可偏于固涩，以免血止成瘀。

澄源即治本求因。崩漏是由多种原因引起的，针对引起崩漏的具体原因，采用补肾、健脾、清热、理气、化瘀等法，使崩漏得到根本治疗。塞流、澄源两法常常是同步进行的。

复旧即调理善后。崩漏在血止之后，应理脾益肾以善其后。历代医家都认为崩漏之后应调理脾胃，化生气血，重建月经周期。"经水出诸肾"，肾气盛，月事才能以时下，对青春期、育龄期的虚证患者，补肾调经则更为重要。

三、辨证用药

1. **肾阴虚证**
证候：经血非时而下，出血量少或多，淋漓不断，血色鲜红，质稠，头晕耳鸣，腰酸膝软，手足心热，面赤唇红。舌红，苔少，脉细数。
治法：滋肾益阴，固冲止血。
方药：左归丸去牛膝，合二至丸。

2. **肾阳虚证**
证候：经血非时而下，出血量多，淋漓不尽，色淡质稀，腰痛如折，畏寒肢冷，小便清长，大便溏薄，面色晦暗。舌淡暗，苔薄白，脉沉弱。
治法：温肾助阳，固冲止血。
方药：右归丸去肉桂，加补骨脂、淫羊藿。

3. 脾虚证

证候：经血非时而下，量多如崩，或淋漓不断，色淡质稀，神疲体倦，气短懒言，不思饮食，四肢不温，或面浮肢肿，面色淡黄，舌淡胖，苔薄白，脉缓弱。

治法：健脾益气，固冲止血。

方药：举元煎合安冲汤加炮姜炭。

4. 血热证

证候：经血非时而下，量多如崩，或淋漓不断，血色深红，质稠，心烦少寐，渴喜冷饮，头晕面赤，舌红，苔黄，脉滑数。

治法：清热凉血，固冲止血。

方药：清热固经汤。

5. 血瘀证

证候：经血非时而下，量多或少，淋漓不净，血色紫黯有块，小腹疼痛拒按，舌紫黯或有瘀点，脉涩或弦涩有力。

治法：活血化瘀，固冲止血。

方药：逐瘀止崩汤加减。

四、针灸治疗

（一）基本治疗

治法：调理冲任，固崩止漏。以任脉及足太阴脾经腧穴为主。

主穴：关元、三阴交、隐白。

配穴：肾阴虚证加肾俞、太溪；肾阳虚证加气海、命门；脾虚证加脾俞、足三里；血热证加血海、行间；血瘀证加血海、太冲。

操作：关元针尖向下斜刺，使针感传至耻骨联合处；隐白穴采用麦粒灸。肾阳虚证、脾虚证可在腹部及背部腧穴采用温针灸。

（二）其他疗法

1. 火针疗法

（1）取穴：隐白。

（2）操作：穴位常规消毒后，选细火针，置于酒精灯上烧至白亮后，快针法频频浅刺，刺入穴位深度约0.1寸。

2. 穴位注射疗法

（1）取穴：气海、关元、血海、三阴交、膈俞。

（2）辨证选药：肾虚证采用胎盘注射液，脾虚证采用黄芪注射液，血瘀证采用当归注射液。

（3）操作：每次选取2穴，每穴注射药液2 mL，每日或隔日1次。

3. 皮肤针疗法

（1）取穴：腰骶部督脉、足太阳膀胱经。

（2）操作：采用梅花针从上而下，用轻刺激或中刺激，循经叩刺，反复叩刺3遍，隔日1次。

4. 耳穴疗法

（1）取穴：内分泌、子宫、脾、肾、肝、皮质下。

（2）操作：消毒穴位后，以毫针对准穴位快速刺入，深度1分左右，约至软骨组织，以不刺透对侧皮肤为度，捻转数秒钟后，留针20～30分钟，每日或隔日治疗1次。或用王不留行籽进行耳穴贴压，手法由轻到重，按至有热胀感和疼痛（以患者能耐受为度），每日按压4次以上，每次2分钟左右。两耳交替进行，每3天换1次压丸。

五、按语

（1）针灸治疗本病有一定疗效，但对出血量大、病势急骤者应采取综合治疗，以免暴伤阴血发生虚脱危象。

（2）绝经期妇女反复多次出血，需做妇科检查以明确诊断，排除其他致病因素。

（3）患者应注意饮食调摄，加强营养，忌食辛辣及生冷饮食，防止过度劳累。

第五节　绝经前后诸证

妇女在绝经前后出现潮热面赤，易汗出，精神倦怠，烦躁易怒，头晕目眩，耳鸣心悸，失眠健忘，腰酸背痛，手足心热，或伴有月经紊乱等与绝经有关的症状，称"绝经前后诸证"，又称"经断前后诸证"。一般发生于45～55岁。持续时间因人而异，可持续数月至3年或更长时间。

本病相当于现代医学更年期综合征。更年期为妇女卵巢功能逐渐减退直至完全消失的一个过渡时期，在更年期的过程中月经停止来潮，称绝经。绝经为妇女一生中的一个生理过程，正常的卵巢遭到破坏或手术切除，也可能提前绝经，更年期综合征也随之发生。

一、病因病机

本病的发生与绝经前后的生理特点有密切关系。妇女49岁前后，肾气由盛渐衰，天癸由少渐至衰竭，冲任二脉气血也随之而衰少，在此生理转折时期，受内外环境的影响，如素体阴阳有所偏胜偏衰，情志不畅，房事不节，宿有痼疾，或家庭、社会等环境改变，易导致肾阴阳失调而发病。"肾为先天之本"，又"五脏相移，穷必及肾"，故肾阴阳失调，每易波及其他脏腑，而其他脏腑病变，久则必然累及于肾。本病之本在肾，常累及心、肝、脾等多脏、多经。

1. 肾阴虚

素体阴虚血少，经断前后，天癸渐竭，精血衰少，复加忧思失眠，营阴耗损，或房事不节，精血耗伤，或失血大病，阴血耗伤，肾阴更虚，脏腑失养，遂致经断前后诸证发生。

2. 肾阳虚

素体虚弱，肾阳虚衰，经断前后，肾气更虚，复加大惊卒恐，或房事不节，损伤肾气，命门火衰，脏腑失煦，遂致经断前后诸证发生。

二、辨证用药

辨证以肾阴阳亏虚为主，治疗以调治肾阴肾阳为大法，若涉及他脏者，则兼而治之。

1. 肾阴虚证

证候：经断前后，头晕耳鸣，腰酸腿软，潮热汗出，五心烦热，失眠多梦，口燥咽干，或皮肤瘙痒，月经周期紊乱，量少或多，经色鲜红，舌红苔少，脉细数。

治法：滋肾益阴。

方药：左归丸加减。

2. 肾阳虚证

证候：经断前后，头晕耳鸣，腰痛如折，形寒肢冷，小便频数或失禁，带下量多，月经不调，量多或少，色淡质稀，性欲淡漠，精神萎靡，面色晦暗，舌淡，苔白滑，脉沉细而迟。

治法：温肾壮阳。

方药：右归丸加减。

3. 肾阴阳俱虚证

证候：绝经前后时而畏风怕冷，时而潮热汗出，腰膝酸软，头晕耳鸣，健忘，夜尿频数，月经紊乱，量少或多。舌红，苔薄，脉沉细。

治法：阴阳双补。

方药：二仙汤合二至丸加减。

4. 肾虚肝郁证

证候：绝经前后烘热汗出，伴情志异常，烦躁易怒，或易激动，或精神紧张，或郁郁寡欢，腰膝酸软，头晕失眠，乳房胀痛，或胸胁疼痛，口苦咽干，或月经紊乱，量少或多，经色鲜红。舌淡红，苔薄白，脉弦细。

治法：补肾疏肝。

方药：滋水清肝饮加减。

5. 心肾不交证

证候：绝经前后烘热汗出，心悸怔忡，腰膝酸软，头晕耳鸣，心烦不宁，失眠多梦，甚至情志异常，或月经紊乱，量少，色红。舌红，苔薄白，脉细数。

治法：滋肾宁心。

方药：六味地黄丸合黄连阿胶汤加减。

6. 阴虚火旺证

证候：绝经前后烘热汗出，心烦易怒，手足心热，面部潮红，口干便秘，懊恼不安，坐卧不宁，夜卧多梦善惊，月经先期，量少，色红质稠。舌红，苔少，脉细数。

治法：滋阴降火。

方药：知柏地黄汤加减。

三、针灸治疗

（一）基本治疗

1. 肾阴虚证
治法：滋补肾阴，养心安神。

主穴：肝俞、肾俞、太溪、三阴交、神门、太冲。

配穴：烦躁易怒者，加行间；心悸失眠者，加大陵；潮热汗出者，加复溜、合谷；月经量多者，加地机。

操作：采用毫针补法为主。

2. 肾阳虚证
治法：温肾助阳，调理冲任。

主穴：肾俞、命门、关元、三阴交。

配穴：腰酸者，加腰阳关；纳少便溏者，加脾俞、足三里；少寐者，加神门；神疲肢冷者，加气海。

操作：采用毫针补法为主，腰腹部腧穴可加温针灸。

（二）其他疗法

1. 火针疗法
（1）取穴：百会、膻中、关元、肾俞、三阴交、太冲。

（2）操作：以细火针，速刺法，点刺不留针，下腹部穴位深度 0.3～0.5 寸；余穴深度 0.2～0.3 寸。

2. 穴位注射疗法
（1）取穴：肾俞、气海俞、关元俞。

（2）操作：胎盘注射液，每次取 2 穴，每穴注入 1 mL，交替取穴，每天 1 次。

3. 耳穴疗法
（1）取穴：皮质下、内分泌、内生殖器、肾、神门、交感。

（2）操作：消毒穴位后，采用耳穴压丸法，每日按压 4 次以上，每次 2 分钟左右。两耳交替进行，每 3 天换 1 次压丸。

4. 穴位埋线疗法
（1）取穴：脾俞、肾俞、天枢、关元、三阴交。

（2）操作：每次选 4～6 穴，埋入 3－0 号医用羊肠线。每月 1～2 次。

四、按语

（1）本病发生与肾气渐衰，精血不足，冲任亏虚相关。盖因肾受五脏六腑之精而藏之，肾精不足，影响其他脏腑，致体内阴阳关系失调，新的阴阳平衡不能很快建立，从而导致脏腑功能失常。

（2）针灸对本病疗效较好。通过针灸治疗，能调整脏腑气血功能，建立并适应新的阴阳平衡关系，有效地改善生活质量，使更年期患者尽快适应更年期的变化，顺利渡过更年期。

（3）妇女在更年期易患心血管病、生殖器肿瘤，注意鉴别。

（4）本病发生的根本原因为肾虚，平时饮食上应注重补肾。

第六节 带 下 病

带下病是指带下的量明显增多，色、质、气味异常，或伴全身、局部症状的病证，又称"下白物""流秽物"。"带下"之名，首见于《内经》，如《素问·骨空论》说："任脉为病……女子带下瘕聚。"《女科证治约旨》言："若外感六淫，内伤七情，酝酿成病，致带脉纵弛，不能约束诸脉经，于是阴中有物，淋漓下降，绵绵不断，即所谓带下也。"

本病相当于现代医学的阴道炎、子宫颈炎、盆腔炎、妇科肿瘤等疾病引起的带下增多。

一、病因病机

本病主要病因是湿邪，如《傅青主女科》言："夫带下俱是湿症。"湿有内外之别。外湿指外感湿邪，如经期涉水淋雨，感受寒湿，或产后胞脉空虚，摄生不洁，湿毒邪气乘虚内侵胞宫，以致任脉损伤，带脉失约，引起带下病。内湿的产生与脏腑气血功能失调有密切的关系，饮食不节，劳倦过度，或忧思气结，损伤脾气，脾虚运化失职，水湿内停，下注任带二脉，致任脉不固，带脉失约，而致带下病；素禀肾虚，或恣情纵欲，致肾阳虚损，肾阳不足，气化失常，水湿内停，又关门不固，精液下滑，而致带下病；素体阴虚，感受湿热之邪，伤及任带二脉，约固无力，而为带下病。

总之，带下病系湿邪为患，而脾肾功能失常又是发病的内在条件。本病病位主要在前阴、胞宫；基本病机是：任脉损伤，带脉失约。《妇人大全良方》中指出："人有带脉，横于腰间，如束带之状，病生于此，故名为带。"

二、辨证要点

带下病辨证主要根据带下量、色、质、气味，其次根据伴随症状及舌脉辨其寒热虚实。带下量多色白或淡黄，质清稀，多属脾阳虚；色白质清稀如水，有冷感者属肾阳虚；量不甚多，色黄或赤白相兼，质稠或有臭气为阴虚挟湿；带下量多色黄，质黏稠，有臭气，或如泡沫状，或色白如豆渣状，为湿热下注；带下量多，色黄绿如脓，或浑浊如米泔，质稠，恶臭难闻，属湿毒重证。

三、辨证用药

1. 脾阳虚证

证候：带下量多，色白或淡黄，质稀薄，无臭，绵绵不断，神疲倦怠，四肢不温，纳少便溏，两足跗肿，面色㿠白，舌质淡，苔白腻，脉缓弱。

治法：健脾益气，升阳除湿。

方药：完带汤加减。

2. 肾阳虚证

证候：带下量多，色白清冷，稀薄如水，淋漓不断，头晕耳鸣，腰痛如折，畏寒肢冷，小腹冷感，小便频数，夜间尤甚，大便溏薄，面色晦暗，舌淡润，苔薄白，脉沉细而迟。

治法：温肾助阳，涩精止带。

方药：内补丸加减。

3. 阴虚挟湿证

证候：带下量不甚多，色黄或赤白相兼，质稠或有臭气，阴部干涩不适，或有灼热感，腰膝酸软，头晕耳鸣，面赤唇红，五心烦热，失眠多梦，舌红，苔少或黄腻，脉细数。

治法：滋阴益肾，清热祛湿。

方药：知柏地黄丸加芡实、金樱子。

4. 湿热下注证

证候：带下量多，色黄，黏稠，有臭气，或伴阴部瘙痒，胸闷心烦，口苦咽干，纳食较差，小腹或少腹作痛，小便短赤，舌红，苔黄腻，脉濡数。

治法：清热利湿止带。

方药：止带方。

5. 湿毒蕴结证

证候：带下量多，黄绿如脓，或赤白相兼，或五色杂下，状如米泔，臭秽难闻，小腹疼痛，腰骶酸痛，口苦咽干，小便短赤，舌红，苔黄腻，脉滑数。

治法：清热解毒除湿。

方药：五味消毒饮加土茯苓、薏苡仁。

四、针灸治疗

（一）基本治疗

治法：补肾健脾、利湿止带。取穴以足少阳胆经、任脉及足太阴脾经腧穴为主。

主穴：带脉、中极、白环俞、阴陵泉、三阴交。

配穴：脾阳虚证加脾俞、足三里；肾阳虚证加肾俞、关元；阴虚挟湿证加水道、太溪；湿热下注证加下髎、气冲；湿毒蕴结证加次髎、行间。

操作：毫针针刺，采用平补平泻手法，运针得气后，采用电针治疗，疏密波，通电30分钟。

（二）其他疗法

1. 火针疗法

（1）取穴：带脉、中极、三阴交、白环俞。

（2）操作：以细火针，速刺法，点刺不留针，下腹部穴位深度0.3～0.5寸；三阴交选用细火针，快针刺法，深0.1～0.2寸；白环俞深度0.2～0.3寸。

2. 艾灸疗法

（1）取穴：关元。

（2）操作：将点燃的艾条插入艾灸器，放置患者的少腹部上，其中心对准关元穴，患者腹部有温热感为宜，灸 15 ～ 20 分钟，以灸至皮肤温热红晕为度，每日 1 次。用于脾阳虚及肾阳虚型带下病。

3. 刺络拔罐疗法

用三棱针在十七椎、腰眼和八髎穴周围的瘀血络脉点刺出血，然后拔罐 5 ～ 10 分钟，每 3 ～ 5 天治疗 1 次。用于湿热下注及湿毒蕴结型带下病。

4. 耳穴疗法

（1）取穴：取肾上腺、内分泌、内生殖器、肝、脾、肾、三焦。

（2）操作：消毒穴位后，采用耳穴压丸法，每日按压 4 次以上，每次 2 分钟左右。两耳交替进行，每 3 天换 1 次压丸。

五、按语

（1）带下病以湿邪为患，其病缠绵，反复发作，不易速愈，且常并发月经不调、闭经、不孕、癥瘕等疾病，是妇科常见病，应予重视。

（2）针灸治疗带病下有较好的疗效，病情较重者可配合药物内服及外阴部药物洗浴、坐盆等法，以增强疗效。年龄在 40 岁以上者，带下黄赤，应及时行相关检查，排除其他疾病。

（3）养成良好的卫生习惯，勤洗勤换内裤，注意经期卫生及孕产期调护，经常保持会阴部清洁卫生。

第七节 不 孕 症

育龄女子婚后未避孕，配偶生殖功能正常，有正常性生活，夫妇同居 2 年以上而未受孕者；或曾孕育过，未避孕又 2 年以上未再受孕者，称为"不孕症"。前者称为"原发性不孕症"，《山海经》称"无子"，《备急千金要方》称"全不产"；后者称为"继发性不孕症"，《备急千金要方》称"断绪"。

本病常见于现代医学的排卵功能障碍、输卵管阻塞、子宫内膜异位症、宫颈炎及内分泌失调等疾病。

一、病因病机

本病的发生常与先天禀赋不足、房事不节、反复流产、情志失调、饮食不节等因素有关。病位在胞宫，与冲、任二脉及肾、肝、脾关系密切。基本病机：虚证多为肾虚宫寒；实证多为肝气郁结或痰瘀互阻，导致冲任气血失调。

二、辨证用药

1. 肾气虚证

证候：婚久不孕，月经不调，经量或多或少，头晕耳鸣，腰酸腿软，精神疲倦，小便清长，舌淡，苔薄，脉沉细，两尺尤甚。

治法：补肾益气，填精益髓。

方药：毓麟珠。

2. 肾阳虚证

证候：婚久不孕，月经后期，量少色淡，甚则闭经，平时白带量多，腰痛如折，腹冷肢寒，性欲淡漠，小便频数或失禁，面色晦暗，舌淡，苔白滑，脉沉细而迟或沉迟无力。

治法：温肾助阳，化湿固精。

方药：温胞饮。

3. 肾阴虚证

证候：婚久不孕，月经错后，量少色淡，头晕眼花，耳鸣，腰酸腿软，心悸，皮肤不润，面色萎黄，舌淡，苔少，脉沉细。

治法：滋肾养血，调补冲任。

方药：养精种玉汤加减。

4. 肝气郁结证

证候：多年不孕，月经愆期，量多少不定，经前乳房胀痛，胸胁不舒，小腹胀痛，精神抑郁，或烦躁易怒，舌红，苔薄，脉弦。

治法：疏肝解郁，理血调经。

方药：百灵调肝汤加减。

5. 痰湿阻滞证

证候：婚久不孕，形体肥胖，经行延后，甚或闭经，带下量多，色白质黏无臭，头晕心悸，胸闷泛恶，面色㿠白，舌苔白腻，脉滑。

治法：燥湿化痰，理气调经。

方药：苍附导痰丸加减。

6. 瘀阻胞宫证

证候：多年不孕，月经后期，量少或多，色紫黑，有血块，经行不畅，甚或漏下不止，少腹疼痛拒按，经前痛剧，舌紫暗，或舌边有瘀点，脉弦涩。

治法：活血化瘀，温经通络。

方药：少腹逐瘀汤加减。

三、针灸治疗

（一）基本治疗

治法：调理冲任，益肾助孕。以任脉及足太阳膀胱经、足太阴脾经腧穴为主。

主穴：肾俞、次髎、关元、三阴交。

配穴：肾气虚证加气海；肾阳虚证加命门；肾阴虚证加太溪；肝气郁结证加期门、太冲；痰湿阻滞证加阴陵泉、丰隆；瘀阻胞宫证加血海、膈俞。

操作：毫针针刺，采用虚补实泻法；肾气虚证、肾阳虚证、痰湿阻滞证可加用温针灸。

（二）其他疗法

1. 火针疗法

（1）取穴：关元、大赫、三阴交、次髎。

（2）操作：穴位常规消毒后，选细火针，置于酒精灯上烧至白亮后，快针法点刺，腹部穴位深度0.3～0.5寸；余穴深0.2～0.3寸。

2. 穴位注射疗法

（1）取穴：肾俞、三焦俞、关元俞。

（2）操作：肾虚型选用人胎盘注射液，瘀阻胞宫型选用当归注射液，每穴注入2 mL，每次取两穴，交替取穴，每天1次。

3. 艾灸疗法

（1）取穴：关元。

（2）操作：将点燃的艾条插入艾灸器，放置患者的少腹部上，其中心对准关元穴，患者腹部有温热感为宜，灸 15 ～ 20 分钟，以灸至皮肤温热红晕为度。每日 1 次。

4. 隔物灸法

（1）取穴：神阙。

（2）操作：选用温肾助阳、行气化瘀类中药方剂，共研细末，填于神阙穴，上置生姜片以大艾炷灸之（随年壮）。每日 1 次。

5. 耳穴疗法

（1）取穴：取内分泌、内生殖器、肝、脾、肾、皮质下。

（2）操作：常规消毒穴位后，采用耳穴压丸法，每日按压 4 次以上，每次 2 分钟左右。两耳交替进行，每 3 天换 1 次压丸。

6. 穴位埋线疗法

（1）取穴：天枢、气海、关元、归来、三阴交、肾俞、次髎、秩边。

（2）操作：每次选取 4 ～ 6 穴，埋入 3 - 0 号医用羊肠线。每月 1 ～ 2 次。

四、按语

（1）针灸治疗不孕症有一定的疗效，但治疗前必须排除男方或自身生理因素造成的不孕，必要时作有关辅助检查，以便针对原因选择不同的治疗方法。针灸对神经内分泌功能失调性不孕有良好效果。

（2）对不孕症患者应重点了解性生活史、月经、流产、分娩、产褥、是否避孕、是否长期哺乳、有无过度肥胖和第二性征发育不良等情况，以及有无其他疾病（如结核病）。

（3）针灸治疗应重视治疗时机，即月经周期第 12 天开始，连续治疗 3 ～ 5 天，以促进排卵。

第八节　胎　位　不　正

胎位不正是指妊娠 28 周后胎儿在胞宫内位置异常，在宫腔内先露部分不是头部，而是胎儿其他部位，如臀位、横位、枕后位、足位等，多见于腹壁松弛的孕妇和经产妇，若不能及时矫正将造成难产，是导致难产的重要原因，是围生期妊娠监护的重点。

一、病因病机

本病发生常与先天禀赋不足、情志失调、形体肥胖、负重劳作等因素有关。本病病位在胞宫，与冲、任二脉及肾、肝、脾关系密切。基本病机为气血亏虚，转胎无力，或气机不畅，胎位难转。

二、辨证要点

本病多无自觉症状，一般在妊娠后期通过彩超检查而发现。兼见神疲乏力，少气懒言，心悸气短，食少便溏，舌淡苔薄白，脉滑无力，为气血虚弱；兼见情志抑郁，烦躁易怒，胸胁胀满，嗳气，舌苔薄白，脉弦滑，为气机郁滞。

三、针灸治疗

治法：调整胎位。以足太阳膀胱经井穴为主。
取穴：至阴。
操作：采用灸法，孕妇放松腰带，采用胸膝卧位，由治疗者点燃艾条，对准患者双侧至阴穴，距离以温热感为度，不可灼伤皮肤，灸 15 ～ 20 分钟，每日 1 次。

四、按语

（1）艾灸至阴穴治疗胎位不正疗效显著，且简便、安全，对孕妇、胎儿均无不良影响。
（2）妊娠 28 ～ 32 周是胎位转正的最佳时期。
（3）治疗前应做相应检查，排除其他病因。因子宫畸形、骨盆狭窄、肿瘤，或胎儿本身因素引起的胎位不正，或习惯性早产、妊娠毒血症等，不宜采用针灸治疗，应尽快转产科治疗。

第九节 产 后 缺 乳

产后缺乳是指产后哺乳期内，产妇乳汁甚少或全无，不足以喂养婴儿，又称"产后乳少""乳汁不行"或"乳汁不足"。

一、病因病机

本病发生常与素体亏虚或形体肥胖、脾胃虚弱、产时失血过多及产后情志不畅、操劳过度、缺乏营养等因素有关。本病病位在乳房，与肝、胃、脾关系密切。因足厥阴肝经至乳下，足阳明胃经过乳房，足太阴脾经行乳外。本病分虚、实两端，基本病机为气血不足，乳汁化生乏源；或气机不畅，乳络不通。

二、辨证用药

缺乳有虚实两端。一般乳房柔软、乳汁清稀者，多为虚证；乳房胀硬而痛，乳汁浓稠者，多为实证。虚证宜补气养血，实证宜疏肝解郁，均宜佐以通乳之品。

1. **气血虚弱证**
证候：产后乳少，甚或全无，乳汁清稀，乳房柔软，无胀满感，神疲乏力，面色无华，食欲不振。舌淡，苔少，脉细弱。
治法：补气养血，佐以通乳。
方药：通乳丹加减。

2. **肝气郁滞证**
证候：产后乳汁甚少或全无，乳汁浓稠，或乳汁不下，乳房胀硬疼痛，情志抑郁，胸胁胀闷，食欲不振，或身有微热，舌质正常，苔薄黄，脉弦细或弦数。
治法：疏肝解郁，活络通乳。
方药：通肝生乳汤加减。

三、针灸治疗

（一）基本治疗

治法：调理气血，疏通乳络。以任脉及足阳明胃经腧穴为主。

主穴：肩井、膻中、乳根、少泽。

配穴：气血虚弱证加足三里、三阴交；肝气郁滞证加期门、太冲。

操作：采用毫针针刺治疗。

（二）其他疗法

1. 皮肤针疗法

（1）取穴：背部肺俞至三焦俞及乳房周围。

（2）操作：局部消毒后，采用梅花针叩刺，叩刺强度根据证候的虚实决定，一般多用轻刺激或中等刺激。背部从上而下叩刺，并可沿肋间向左右两侧斜行叩刺，乳房周围做放射状叩刺，乳晕部做环形叩刺，每次叩刺10分钟，每日1次。

2. 耳穴疗法

（1）取穴：内分泌、皮质下、交感、胸、肾、脾、肝。

（2）操作：每次选3～5穴。消毒穴位后，采用耳穴压丸法，每日按压4次以上，每次2分钟左右。两耳交替进行，每3天换1次压丸。

四、按语

（1）针灸治疗缺乳效果极好，一般一次见效，发病时间越短，疗效越好。

（2）产后半小时内开始哺乳，以刺激泌乳。

（3）注意乳母的营养充足和适度调养，纠正不当的哺乳方法。哺乳期应保持心情舒畅，避免过度疲劳，保证充足睡眠。

（4）现代研究表明，对于垂体前叶催乳素分泌减少而致的乳少，针灸可调节下丘脑－垂体轴的功能，使缩宫素、催乳素分泌增多，有利于乳汁的分泌，并且通过调节雌激素及孕激素的分泌，使之相应减少，以减少该激素所产生的抑制乳汁分泌的作用。另外，对于乳汁淤积而致乳少，针灸可缓解乳腺导管痉挛，促进排乳。

第十节 癥　瘕

妇女下腹有结块，伴有或胀、或满、或痛，甚或出血者，称为癥瘕。癥与瘕，按其病变性质不同，临床表现有所不同。癥者，有形可征，坚硬成块，固定不移，推揉不散，痛有定处，病属血分；瘕者，痞满无形，时聚时散，推之可移，痛无定处，病属气分。但其临床所见，每有先因气聚，日久则血瘀成癥，因此不能把他们截然分开，故前人多以癥瘕并称。《素问·骨空论》首载"瘕聚"："任脉为病，男子内结七疝，女子带下瘕聚。"

现代医学的子宫肌瘤、卵巢囊肿、盆腔炎性包块等，可按本病论治。

一、病因病机

本病多因正气虚弱，邪毒内侵，或七情不遂、房事不慎、饮食内伤，致脏腑功能失调，气机阻滞，血瘀、痰湿、热毒等有形之邪积聚于冲任胞宫而成。

1. **气滞血瘀**

七情所伤，肝气郁结，气血运行受阻，阻滞于冲任胞宫，结块积于小腹，结成癥瘕；或经行产后，血室正开，风寒之邪侵入，气血凝滞；或值血海空虚、余血未尽之际，房事不节，与邪相搏成瘀，阻滞于冲任胞宫，瘀久成癥。

2. **痰湿瘀结**

素体脾虚，或饮食不节，损伤脾胃，脾失健运，湿浊内停，聚而为痰，痰湿下注冲任，阻滞胞络，痰血搏结，渐积成癥。

3. **湿热瘀阻**

经期产后，血室开放，胞脉空虚，余血未尽之际，外阴不洁，或房事不禁，感染湿热邪毒，入里化热，与血搏结，瘀阻冲任，结于胞脉，而成癥瘕。

4. **肾虚血瘀**

先天禀赋不足，肾气亏虚，或房劳多产，或感受外邪，导致肾虚。肾气不足，推动无力，血行受阻；肾阳虚衰，虚寒内生，血得寒则凝；肾阴亏虚，阴虚内热，血为热灼，均可导致肾虚血瘀。瘀血内阻，阻滞冲任胞宫，日久成癥。

二、辨证用药

1. 气滞血瘀证

证候：下腹部结块，触之有形，按之痛或不痛，小腹胀满，月经先后不定期，经血量多有块，经行难净，经色暗；精神抑郁，胸闷不舒，口干不欲饮，肌肤不润，面色晦暗。舌暗红，舌尖、边有瘀点或瘀斑，苔薄，脉沉弦或沉涩。

治法：行气活血，化瘀消癥。

方药：香棱丸加减。

2. 痰湿瘀结证

证候：小腹有包块，按之不坚，或时作痛，带下量多，色白质黏稠，胸脘痞闷，时欲呕恶，经行愆期，甚或闭而不行，舌淡胖，苔白腻，脉弦滑。

治法：祛湿化痰，活血消癥。

方药：苍附导痰丸合桂枝茯苓丸加减。

3. 湿热瘀阻证

证候：小腹有包块拒按，下腹及腰骶疼痛，带下量多，色黄或五色杂下，腥臭难闻，可伴经期提前或延长，经血量多，经前腹痛加重，烦躁易怒，发热口渴，便秘溲黄。舌暗红，有瘀斑，苔黄腻，脉弦滑数。

治法：清热利湿，化瘀消癥。

方药：大黄牡丹汤加红藤、败酱草、皂角刺。

4. 肾虚血瘀证

证候：下腹部结块，触痛，月经量多或少，经行腹痛较剧，经色紫暗有块，婚久不孕或曾反复堕胎，腰膝酸软，头晕耳鸣。舌暗，脉弦细。

治法：补肾活血，化瘀消癥。

方药：补肾祛瘀方加减。

三、针灸治疗

（一）基本治疗

治法：行气活血，消癥散结。

主穴：天枢、关元、子宫、次髎、痞根。

配穴：气滞血瘀证加期门、合谷、太冲；痰湿瘀结证加血海、阴陵泉、丰隆；湿热瘀阻证加曲池、合谷、血海；肾虚血瘀证加膈俞、肾俞、太溪。

操作：采用毫针泻法。针刺得气后，加用电针，疏密波，通电30分钟。

（二）其他疗法

1. 火针疗法

（1）取穴：章门、关元、天枢、子宫、次髎、痞根。

（2）操作：以细火针，速刺法，点刺不留针，下腹部穴位深度0.3～0.5寸；余穴深度0.2～0.3寸。

2. 耳穴疗法

（1）取穴：取皮质下、子宫、内分泌、肝、肾。

（2）操作：常规消毒穴位后，采用耳穴压丸法，每日按压4次以上，每次2分钟左右。两耳交替进行，每3天换1次压丸。

四、按语

（1）针灸治疗本病有较好疗效，创伤痛苦小，临床症状改善明显，B超证实肿物实质亦有缩小。

（2）癥瘕的治疗，应注意在3～6个月内复查1次，动态观察疗效。若癥瘕没有增大或缩小，可继续治疗，预后多佳；若癥瘕增大者，必须及时采取有效治疗措施，否则预后不良。

（3）癥瘕患者应定期复查，包括妇科检查、B超等，一旦出现腹痛、腹胀及月经的变化，应注意是否有癌变的可能。

第八章
儿科疾病的针药结合治疗

第一节 小儿遗尿

小儿遗尿是指 3 岁以上的小儿不能自主控制排尿，经常睡中小便自遗，醒后方觉的一种病证，又称"尿床""夜尿症"。婴幼儿时期，由于形体发育未全，脏腑娇嫩，"肾常虚"，智力未全，排尿的自控能力尚未形成；学龄儿童也常因白天嬉戏玩耍过度，夜晚熟睡不醒，偶然发生遗尿者，均非病态。年龄超过 3 岁，特别是 5 岁以上的儿童，睡中经常遗尿，轻者数日一次，重者可一夜数次，则为病态，方称遗尿症。

遗尿的文献记载，最早见于《内经》，如《灵枢·九针》言"膀胱不约为遗溺"，明确指出遗尿是由于膀胱不能约束所致。《诸病源候论·小儿杂病诸候》亦云："遗尿者，此由膀胱有冷，不能约于水故也。"

现代研究通过 X 线影像诊断，发现部分遗尿与隐性脊柱裂有关。西医学认为，本病因大脑皮层、皮层下中枢功能失调而引起，也可见于泌尿系统异常、感染等疾病。

一、病因病机

《素问·经脉别论》云："饮入于胃，游溢精气，上输于脾，脾气散精，上归于肺，通调水道，下输膀胱。"《素问·灵兰秘典论》云："膀胱者，州都之官，津液藏焉，气化则能出矣。"又云："三焦者，决渎之官，水道出焉。"尿液的生成与排泄，与肺、脾、肾、三焦、膀胱有着密切关系。遗尿的病位在膀胱，基本病机是膀胱和肾的气化功能失调，膀胱约束无权。其主要病因为肾气不固、肺脾气虚、肝经湿热。

（1）肾气不固。肾气不固是遗尿的主要病因，多由先天禀赋不足引起，如早产、双胎、胎怯等，使元气失充，肾阳不足，下元虚冷，不能温养膀胱，膀胱气化功能失调，闭藏失职，不能制约尿液，而为遗尿。

（2）肺脾气虚。患儿素体虚弱，屡患咳喘泻利，或大病之后，肺脾俱虚。脾虚运化失职，不能转输精微，肺虚治节不行，通调水道失职，三焦气化失司，则膀胱失约，津液不藏，而成遗尿。若脾虚失养，心气不足，或痰浊内蕴，困蒙心神，亦可使小儿夜间困寐不醒而遗尿。

（3）肝经湿热。患儿平素性情急躁，所欲不遂，肝经郁热，或肥胖痰湿之体，肝经湿热蕴结，疏泄失常，且肝之经络环阴器，肝失疏泄，影响三焦水道的正常通利，湿热迫注膀胱而致遗尿。

此外，亦有小儿自幼缺少教育，没有养成夜间主动起床排尿的习惯，任其自遗，久而久之，形成习惯性遗尿。

二、辨证要点

遗尿日久，小便清长，量多次频，兼见形寒肢冷、面白神疲、乏力自汗者为虚寒；遗尿初起，尿黄短涩，量少灼热，形体壮实，睡眠不宁者属于实热。虚寒者多责之于肾虚不固、气虚不摄、膀胱虚冷；实热者多责之于肝经湿热。

三、辨证用药

1. 肾气不固证
证候：睡中经常遗尿，甚者一夜数次，尿清而长，醒后方觉，神疲乏力，面白肢冷，腰腿酸软，智力较差，舌质淡，苔薄白，脉沉细无力。
治法：温补肾阳，固涩小便。
方药：菟丝子散加减。

2. 肺脾气虚证
证候：睡中遗尿，少气懒言，神倦乏力，面色少华，常自汗出，食欲不振，大便溏薄，舌淡，苔薄，脉细无力。
治法：益气健脾，培元固涩。
方药：补中益气汤合缩泉丸加减。

3. 肝经湿热证
证候：睡中遗尿，尿黄量少，尿味臊臭，性情急躁易怒，或夜间梦语磨牙，舌红，苔黄或黄腻，脉弦数。

治法：清热利湿。

方药：龙胆泻肝汤加减。

四、针灸治疗

（一）基本治疗

治法：温肾健脾，调理膀胱。以任脉穴及膀胱的背俞穴、募穴为主。

主穴：百会、关元、中极、肾俞、膀胱俞、三阴交。

配穴：肾气不固证加气海、太溪；肺脾气虚证加肺俞、足三里；肝经湿热证加蠡沟、阴陵泉。

操作：肝经湿热证采用毫针泻法，余证均采用毫针补法；下腹部穴位针尖向下斜刺，以针感达到前阴部为佳，肺俞向脊柱方向斜刺进针；腰腹部腧穴加用温针灸。

（二）其他疗法

1．火针疗法

（1）取穴：百会、列缺、中极、三阴交。

（2）操作：穴位常规消毒后，选细火针，置于酒精灯上烧至白亮后，快针法点刺，中极、三阴交针刺深度 0.1 ～ 0.3 寸；余穴针刺 0.05 ～ 0.1 寸。

2．艾灸疗法

（1）取穴：关元、中极。

（2）操作：将点燃的艾条插入艾灸器，放置患儿的腹部上，其中心对准关元、中极穴，患者腹部有温热感为宜，灸 15 ～ 20 分钟，以灸至皮肤温热红晕为度。每日 1 次，连续治疗 3 次。

3．皮肤针疗法

采用梅花针轻叩刺第 4 胸椎至第 2 腰椎夹脊、肾俞、关元、中极、曲骨、三阴交。以皮肤潮红为度，隔日 1 次。

4．耳穴疗法

（1）取穴：膀胱、肾、脾、肺、皮质下、内分泌、尿道。

（2）操作：每次取 3 ～ 5 穴，消毒穴位后，以王不留行籽进行耳穴贴压，手法由轻到重，按至有热胀感和疼痛（以患儿能耐受为度），每日按压4次以上，每次2分钟左右。两耳交替进行，每3天换1次压丸。

五、按语

（1）针灸治疗小儿遗尿疗效较好，可选择在下午治疗，或睡前采用灸法治疗。

（2）治疗期间应培养患儿按时排尿的习惯，夜间定时叫醒患儿起床排尿。

（3）白天可饮水，晚餐不进稀饭、汤水，睡前尽量不喝水，中药汤剂也不要在晚间服。

（4）对于遗尿患儿要耐心教育引导，切忌打骂、责罚，鼓励患儿消除怕羞和紧张情绪，建立起战胜疾病的信心。

第二节　小儿咳嗽

咳嗽是小儿常见的一种肺系病证。凡因感受外邪或脏腑功能失调，影响肺的正常宣肃功能，造成肺气上逆作咳，咯吐痰涎的，即称"咳嗽"。一年四季均可发生，以冬春二季及寒温不调时发病率高。任何年龄小儿皆可发病，以婴幼儿为多见。小儿咳嗽有外感和内伤之分，临床上小儿的外感咳嗽多于内伤咳嗽。在小儿时期，许多外感、内伤疾病及传染病都可兼见咳嗽症状，若咳嗽不是其突出主证时，则不属于本病证。

本病相当于西医学之气管炎、支气管炎。

一、病因病机

咳嗽的病位主要在肺脾，其外因为感受外邪，以风邪为主，内因为肺脾虚弱。基本病机为肺脏受累，宣肃失司。小儿冷暖不知自调，风邪致病，首犯肺卫。肺主气，司呼吸，肺为邪侵，壅阻肺络，气机不畅，肃降失司，肺气上逆，则为咳嗽。风为百病之长，常夹寒夹热，而致临床有风寒、风热之区别。内伤病因为小儿脾虚生痰，上贮于肺，致肺之清肃失司而发为咳嗽；或禀赋不足，素体虚弱，若外感咳嗽日久不愈，进一步耗伤气阴，发展为内伤咳嗽。

二、辨证用药

咳嗽辨证，主要区别外感咳嗽、内伤咳嗽。外感咳嗽往往病程短，伴有表证，多属实证。内伤咳嗽，发病多缓，病程较长，多兼有不同程度的里证，常呈由实转虚的证候变化。

（一）外感咳嗽

1. 风寒咳嗽

证候：咳嗽频作，咽痒声重，痰白清稀，鼻塞流涕，恶寒少汗，或有发热头痛，全身酸痛，舌苔薄白，脉浮紧，指纹浮红。

治法：祛风散寒，宣肺止咳。

方药：金沸草散加减。

2. 风热犯肺

证候：咳嗽不爽，痰黄黏稠，不易咯出，口渴咽痛，鼻流浊涕，伴有发热头痛，恶风，微汗出，舌红，苔薄黄，脉浮数，指纹红紫。

治法：疏风清热，宣肺止咳。

方药：桑菊饮加减。

（二）内伤咳嗽

1. 痰热咳嗽

证候：咳嗽痰黄，稠黏难咯，面赤唇红，口干口苦，或有发热、烦躁不宁，尿少色黄，舌红苔黄腻，脉滑数，指纹色紫。

治法：清热化痰，肃肺止咳。

方药：清宁散加减。

2. 痰湿咳嗽

证候：咳嗽重浊，痰多壅盛，色白而稀，胸闷纳呆，苔白腻，脉濡。

治法：燥湿化痰，宣肺止咳。

方药：二陈汤合三子养亲汤加减。

3. 阴虚咳嗽

证候：干咳无痰，或痰少而黏，不易咯出，口渴咽干，喉痒声嘶，手足心热，或咳嗽带血，午后潮热，舌红少苔，脉细数。

治法：滋阴润肺，兼清余热。

方药：沙参麦冬汤加减。

4. 气虚咳嗽

证候：咳而无力，痰白清稀，面色苍白，气短懒言，语声低微，喜温畏寒，体虚多汗，舌质淡嫩，脉细无力。

治法：补肺益气，健脾化痰。

方药：六君子汤加减。

三、针灸治疗

（一）基本治疗

1. 外感咳嗽

治法：疏风解表，宣肺止咳。以手太阴肺经、手阳明大肠经腧穴为主。

主穴：肺俞、列缺、合谷。

配穴：风寒咳嗽加风门；风热犯肺加大椎、风池。

方义：肺俞为肺气所注之处，可调理肺脏气机，宣肺止咳；列缺为肺经络穴，可祛风散邪，宣肺解表；合谷为手阳明大肠经原穴，与列缺相配为原络配穴法，可宣肺解表止咳。

操作：采用毫针泻法。

2. 内伤咳嗽

治法：肃肺理气，止咳化痰。以肺之背俞穴、募穴、原穴为主。

主穴：肺俞、中府、太渊、天突、膻中、三阴交。

配穴：痰热咳嗽加曲池、丰隆；痰湿咳嗽加阴陵泉、丰隆；阴虚咳嗽加膏肓、太溪；气虚咳嗽加脾俞、足三里。

操作：采用平补平泻法。肺俞向脊柱方向斜刺，中府、膻中平刺，天突先直刺 0.1 ～ 0.2 寸，然后将针尖向下，紧靠胸骨柄后方刺入 0.5 ～ 0.8 寸。

（二）其他疗法

1. 火针疗法

（1）取穴：天突、中府、身柱、列缺、太渊。

（2）操作：穴位常规消毒后，选细火针，置于酒精灯上烧至白亮后，快针法点刺，针刺深度 0.05 ～ 0.10 寸。

2. 拔罐疗法

（1）取穴：风门、身柱、肺俞。

（2）操作：在患儿情况允许下，外感、内伤咳嗽均可在背部督脉身柱穴及足太阳膀胱经肺俞穴拔罐，留罐 5 ～ 8 分钟。

3. 刺络拔罐疗法

用皮试针头少商点刺出血，在大椎点刺然后拔罐，留罐 5 ～ 8 分钟，出血量 3 ～ 5 mL，每 3 ～ 5 天治疗 1 次。适用于风热咳嗽。

4. 穴位敷贴疗法

（1）取穴：百劳、定喘、风门、肺俞、身柱、膏肓、膻中、天突、脾俞、肾俞、足三里。

（2）操作：用白芥子、细辛、甘遂、肉桂、天南星等药制成膏药，每次贴敷 4 ～ 6 穴，每穴贴敷 2 小时。本法适用于内伤咳嗽者。

5. 穴位注射疗法

（1）取穴：肺俞、定喘、孔最。

（2）操作：采用维 D 胶性钙注射液，每穴注入 1mL，每次取 2 穴，交替取穴，每天 1 次。

6. 皮肤针疗法

取项后第 5 ～ 7 颈椎两侧、背部第 1 胸椎至第 2 腰椎两侧足太阳膀胱经、颈前喉结两侧足阳明胃经。外感咳嗽者叩至皮肤隐隐出血，每日 1 ～ 2 次；内伤咳嗽者叩至皮肤潮红，每日或隔日 1 次。

7. 耳穴疗法

（1）取穴：肺、脾、肾、气管、神门、肾上腺、皮质下。

（2）操作：消毒穴位后，以王不留行籽进行耳穴贴压，手法由轻到重，按至有热胀感和疼痛（以患者能耐受为度），每日按压 4 次以上，每次 2 分钟左右。两耳交替进行，每 3 天换 1 次压丸。

四、按语

（1）中医学强调"咳喘发则治实，不发治虚""平时治本，发则治标"，急性发作时宜标本兼顾，缓解期须从调理肺、脾、肾三脏功能入手，重在治本。

（2）感冒流行期间应减少外出，避免因感冒诱发本病。咳嗽发作时应注意休息，多饮温水。

（3）改善居住环境，保持室内空气流通，避免煤气、尘烟、油气等刺激。咳嗽期间，适当休息，多饮水，饮食宜清淡，避免腥、辣、油腻之品。

（4）外感咳嗽初起，禁食生冷酸甜食品，以防加重咳嗽。勿食辛辣食品，以防燥伤肺阴。

（5）加强锻炼，增强抗病能力。注意气候变化，防止受凉，特别秋冬季节，注意胸、背、腹部保暖，以防外感。

第三节　小儿食积

小儿食积是因小儿喂养不当，内伤乳食，停积胃肠，脾运失司所引起的一种小儿常见病证。临床以不思乳食、食而不化，腹胀嗳腐，大便酸臭或便秘为特征。食积又称积滞，与西医学消化不良相近。本病一年四季皆可发生，夏秋季节，暑湿易于困遏脾气，发病率较高。脾胃虚弱，先天不足以及人工喂养的婴幼儿容易反复发病。少数患儿食积日久，迁延失治，脾胃功能严重受损，导致小儿营养和生长发育障碍，形体日渐羸瘦，可转化成疳证。

一、病因病机

《保婴撮要·食积寒热》言"小儿食积者，因脾胃虚寒，乳食不化，久而成积"，明确指出了小儿食积的发生原因。

本病的病因主要是乳食内积，损伤脾胃。病机为乳食不化，停积胃肠，脾运失常，气滞不行。食积可分为伤乳和伤食。伤于乳者，多因乳哺不节，食乳过量或乳液变质，冷热不调，皆能停积脾胃，壅而不化，成为乳积。伤于食者，多因饮食喂养不当，偏食嗜食，饱食无度，杂食乱投，生冷不节，食物不化；或过食肥甘厚腻、柿子、大枣等不易消化之物，停聚中焦而发病。正所谓"饮食自倍，肠胃乃伤"。

二、辨证用药

病程较短，脘腹胀痛拒按，或伴低热，哭闹不安，多属实证；病程较长，脘腹胀满喜按，神疲形瘦，多属虚中夹实证。乳食内积之实证以消食导滞为主；脾虚夹积之虚中夹实证以健脾消食，消补兼施为法，积重而脾虚轻者，宜消中兼补法；积轻而脾虚甚者，则用补中兼消法，扶正为主，消积为辅，正所谓"养正而积自除"。

1. 乳食内积

证候：乳食不思，食欲不振或拒食，脘腹胀满，疼痛拒按；或有嗳腐恶心，呕吐酸馊乳食，烦躁哭闹，夜卧不安，低热，肚腹热甚，大便秽臭，舌红苔腻。

治法：消乳消食，化积导滞。

方药：保和丸加减。

2. 脾虚夹积

证候：神倦乏力，面色萎黄，形体消瘦，夜寐不安，不思乳食，食则饱胀，腹满喜按，呕吐酸馊乳食，大便溏薄，夹有乳凝块或食物残渣。舌淡红，苔白腻，脉沉细而滑。

治法：健脾助运，消补兼施。

方药：健脾丸加减。

三、针灸治疗

（一）基本治疗

治法：健脾和胃，消食化积。以胃、大肠的募穴、下合穴为主。

主穴：中脘、天枢、足三里、上巨虚。

配穴：乳食内积加梁门、建里；脾虚夹积加脾俞、胃俞；伴呕吐者加内关。

操作：常规针刺。

（二）其他疗法

1. 挑四缝疗法

（1）取穴：四缝穴。

（2）操作：用消毒三棱针或注射器针头挑刺四缝，随即出针，针口可见少许黏黄液体（也有清稀液体渗出量多），用指挤压，使液尽出，见血为度，嘱患儿（或家长帮助）捏紧双拳，用干棉球压迫止血，每3日挑治1次，一般挑治3～6次，黏液渐少，直至无黏液，仅见血为止。

2. 火针疗法

（1）取穴：中脘、四缝、足三里。

（2）操作：穴位常规消毒后，选细火针，置于酒精灯上烧至白亮后，快针法点刺，四缝穴针刺深度 0.01 ～ 0.03 寸；余穴深度 0.05 ～ 0.1 寸。

3. 穴位埋线疗法

（1）取穴：脾俞、胃俞、大肠俞、中脘、天枢、足三里、上巨虚。

（2）操作：每次选取 4 ～ 6 个穴位常规消毒，埋入 3 - 0 号医用羊肠线，每月 1 ～ 2 次。

4. 耳穴疗法

（1）取穴：脾、胃、大肠、神门、皮质下。

（2）操作：每次取 3 ～ 5 穴，消毒穴位后，以王不留行籽进行耳穴贴压，手法由轻到重，按至有热胀感和疼痛（以患者能耐受为度），每日按压 4 次以上，每次 2 分钟左右。两耳交替进行，每 3 天换 1 次压丸。

5. 皮肤针疗法

（1）取穴：脾俞、胃俞、三焦俞、华佗夹脊穴、足三里。

（2）操作：局部常规消毒后，采用梅花针轻叩刺，以皮肤潮红为度，每日 1 次，10 次为 1 疗程。

6. 捏脊疗法

沿患儿背部脊柱及其两侧由下而上（由长强至大椎）用拇指、食指捏起皮肤，一捏一放，交替向上，每次 3 ～ 5 遍，每日 1 次。

7. 推拿疗法

（1）取穴：中脘、足三里、下七节骨、清胃经、揉板门、运内八卦、推四横纹。

（2）操作：揉按中脘、足三里，推下七节骨，分腹阴阳，用于乳食内积证。烦躁不安者加清心平肝，揉曲池，用于食积化热证。或补脾经，运内八卦，摩中脘，清补大肠，揉按足三里，用于脾虚夹积证。

四、按语

（1）针灸治疗小儿食积效果较好。但应当积极寻找引起食积的病因，并采取相应的措施才是根本的办法。

（2）饮食调节是预防本病发生的重要环节，小儿宜调节饮食，合理喂养，乳食宜定时定量，富含营养，易于消化，忌暴饮暴食，过食肥甘煎炸之品、生冷瓜果，偏食零食及妄加滋补。

第四节　小儿多动症

小儿多动症又称"注意力缺陷多动障碍"，是儿童时期一种较常见的行为异常性疾患。患儿智力正常或接近正常，以难以控制的动作过多，注意力不集中，情绪不稳，冲动任性，并有不同程度学习困难为临床特征。本病男孩多于女孩，好发年龄为6～14岁，发病与遗传、环境、产伤等有一定关系。本病预后良好，绝大多数患儿到青春期逐渐好转而痊愈。

一、病因病机

先天禀赋不足，产时或产后损伤，或后天养护不当，病后失养，忧思惊恐过度等为主要发病原因。本病病位涉及心肝脾肾，病性为本虚标实，阴虚为本，阳亢、痰浊、瘀血为标。

《素问·生气通天论》言："阴平阳秘，精神乃治。"人的精神情志活动正常，有赖于人体阴阳平衡。而人的行为变化，又常呈阴静阳动，动静平衡必须阴平阳秘才能维持。因此，阴阳平衡失调为本病的主要病机。

小儿稚阴稚阳，先天禀赋不足，后天失于调护，稍有不慎，即易阴阳偏颇，阴虚阳亢，阳动无制。心主血藏神，心阴不足，则心火有余，而现心神不宁，多动不安；肝体阴而用阳，其志怒，肝肾阴虚，肝阳上亢，则致注意力不集中，性情冲动执拗；脾为至阴之脏，性静，脾失濡养，则静谧不足，兴趣多变，言语冒失，心思不定，不能自控；肾为先天之本，肾精不足，脑海不充则神志不聪而善忘。

二、辨证用药

本病辨证，当审其虚实，并结合脏腑辨证。多动多语，神思涣散，动作笨拙，遇事善忘，思维较慢，形瘦少眠，面色少华为虚证之象。伴易怒，五心烦热，口干唇红，颧红盗汗为肝肾阴虚；伴面黄不泽，身疲乏力，纳呆便溏为心脾两虚。多动任性，易于激动，口干喜饮，胸闷脘痞，唇红口臭，小便黄赤混浊，舌苔黄腻，为实证之象，多为湿热内蕴，痰火扰心所致。有产伤、脑外伤，伴舌紫面暗，脉涩者，为正虚夹瘀或痰瘀互结。治疗以调和阴阳为根本治则。

1. 肝肾阴虚证

证候：神思涣散，烦躁多动，冲动任性，难以自控，睡眠不安，遇事善忘，五心烦热，口干唇红，形体消瘦，颧红盗汗，大便干结，舌红少津，苔少，脉弦细数。

治法：滋养肝肾，潜阳定志。

方药：杞菊地黄丸加减。

2. 心脾两虚证

证候：神思涣散，多动不安，动作笨拙，情绪不稳，头晕健忘，思维缓慢，面色萎黄，神疲乏力，多梦少寐，食欲不振，大便溏泻，舌淡苔白，脉细弱。

治法：补益心脾，养血安神。

方药：归脾汤合甘麦大枣汤加减。

3. 痰火内扰证

证候：神思涣散，多语哭闹，任性多动，易于激动，胸闷脘痞，喉间痰多，夜寐不安，目赤口苦，小便黄赤，大便秘结，舌质红，苔黄腻，脉滑数。

治法：清热涤痰，安神定志。

方药：黄连温胆汤加减。

三、针灸治疗

（一）基本治疗

治法：健脑益智，安神定志。以督脉、手少阴心经、足厥阴肝经腧穴为主。

主穴：百会、四神聪、印堂、风池、神门、太冲。

配穴：肝肾阴虚证加三阴交、太溪；心脾两虚证加心俞、脾俞；痰火内扰证加丰隆、劳宫。

操作：风池、太冲、丰隆、劳宫用泻法；太溪、三阴交、心俞、脾俞用补法；余穴用平补平泻法。

（二）其他疗法

1. 头针疗法

（1）取穴：顶颞前斜线、额中线、顶中线、顶旁 1 线、顶旁 2 线、颞前线。

（2）操作：消毒穴位后，采用毫针针刺，针身与头皮呈 15°～30°，针尖向穴线方向，快速将针刺入头皮下，将针体沿帽状腱膜下层进针，间歇捻转运针，留针 30 分钟，隔日 1 次。

2. 耳穴疗法

（1）取穴：脑干、心、肝、肾、皮质下、枕、交感。

（2）操作：每次取 3～5 穴，消毒穴位后，以王不留行籽进行耳穴贴压，手法由轻到重，按至有热胀感和疼痛（以患者能耐受为度），每日按压 4 次以上，每次 2 分钟左右。两耳交替进行，每 3 天换 1 次压丸。

四、按语

（1）针灸治疗本病疗效较好，能较好地减轻临床症状。

（2）加强教育与诱导，注意心理方面的疏导，配合行为纠正，耐心教育，培养患儿良好的生活习惯。

第五节　小儿脑瘫

小儿脑瘫是指由于不同原因引起的非进行性中枢性运动功能障碍，可伴有智力低下、惊厥、听觉与视觉障碍，以及学习困难等，是多种原因引起脑损伤而致的后遗症。本病属中医学"五迟""五软""胎弱""胎怯"等范畴。五迟是指立迟、行迟、齿迟、发迟、语迟；五软是指头项软、口软、手软、足软、肌肉软。本病由先天禀赋不足、后天调护失当引起。若症状较轻，由后天调护失当引起者，治疗及时，常可康复；若证候复杂，病程较长，属先天禀赋不足引起者，往往成为痼疾，预后不良。

一、病因病机

其发生与先天不足、产伤、后天失养、病后失调等因素有关。病位在脑，与五脏皆密切相关。基本病机是脑髓失充，五脏不足。

先天因素包括父精不足，母血气虚，禀赋不足；或母孕时患病、药物受害等不利因素遗患胎儿，以致早产、难产，生子多弱，先天精气未充，髓脑未满，脏气虚弱，筋骨肌肉失养而成。后天因素包括小儿生后，护理不当，或平素乳食不足，哺养失调，或体弱多病，或大病之后失于调养，以致脾胃亏损，气血虚弱，筋骨肌肉失于滋养所致。

肾主骨，肝主筋，脾主肌肉，人能站立行走，需要筋骨肌肉协调运动。若肝脾肾不足，则筋骨肌肉失养，可出现立迟、行迟；头项软而无力，不能抬举；手软无力下垂，不能握举；足软无力，难于行走。齿为骨之余，若肾精不足，可见牙齿迟出。发为血之余，若肾气不充，血虚失养，可见发迟或发稀而枯。言为心声，脑为髓海，若心气不足，肾精不充，髓海不足，则见言语迟缓，智力不聪。脾开窍于口，又主肌肉，若脾气不足，则可见口软乏力，咬嚼困难；肌肉软弱，松弛无力。

二、辨证用药

立迟、行迟、齿迟、头项软、手软、足软，主要为肝肾脾不足；语迟、发迟、肌肉软、口软，主要为心脾不足。五迟、五软属于虚证，以补为其治疗大法。

1. 肝肾亏损

证候：筋骨萎弱，发育迟缓，坐起、站立、行走、生齿等明显迟于正常同龄小儿，头项萎软，天柱骨倒，舌淡，苔少，脉沉细无力。

治法：滋养肝肾，填精益髓。

方药：六味地黄丸加减。

2. 心脾两虚

证候：语言迟钝，精神呆滞，智力低下，头发生长迟缓，发稀萎黄，四肢萎软，肌肉松弛，口角流涎，咀嚼吮吸无力，或见弄舌，纳食欠佳，大便多秘结，舌淡苔少，脉细。

治法：健脾养心，补益气血。

方药：调元散加减。

三、针灸治疗

（一）基本治疗

治法：健脑益智，补益肝肾。

主穴：百会、四神聪、智三针、夹脊、手三针、足三针、悬钟

配穴：肝肾亏损证加肝俞、肾俞；心脾两虚证加心俞、脾俞。

操作：穴位常规消毒，选用0.30 mm×25 mm毫针，头针平刺进针，轻轻捻转得气，刺入深度为0.5～1.0寸；体针直刺进针，接电针仪，以疏密波刺激30分钟，刺激程度以患儿接受为度，头针留针1～2小时，每日1次。

（二）其他疗法

1. 火针疗法

（1）取穴：百会、风府、天柱、身柱、肾俞、曲池、合谷、足三里、悬钟、太冲。

（2）操作：穴位常规消毒后，选细火针，浅刺多针，每次选取4～6穴，交替进行。置于酒精灯上烧至白亮后，快针法点刺，风府、悬钟针刺深度0.01～0.03寸；余穴深度0.05～0.10寸。

2. 穴位埋线疗法

（1）取穴：脾俞、肾俞、夹脊穴。

（2）操作：每次取4穴，穴位常规消毒，埋入3-0号医用羊肠线。每月1～2次。

3. 头针疗法

（1）取穴：顶颞前斜线、枕下旁线；伴有智力障碍可取额中线、顶中线、顶旁1线、顶旁2线。

（2）操作：采用1寸毫针迅速刺入帽状腱膜下，然后将针体与头皮平行，进针至所需的刺激区，留针30～60分钟，留针期间可自由活动。隔日1次。

4. 耳穴疗法

（1）取穴：皮质下、交感、脑干、神门、肾上腺、心、肝、肾、脾；

上肢瘫加肩、肘、腕；下肢瘫者加髋、膝、踝。

（2）操作：每次取 4 ～ 6 穴，消毒穴位后，以王不留行籽进行耳穴贴压，手法由轻到重，按至有热胀感和疼痛（以患者能耐受为度），每日按压 4 次以上，每次 2 分钟左右。两耳交替进行，每 3 天换 1 次压丸。

5. 穴位注射疗法

（1）取穴：大椎、曲池、合谷、足三里、悬钟。

（2）操作：每次取 2 穴，采用维生素 B_1、维生素 B_{12} 注射液，穴位常规消毒，每次每穴注入 0.5 ～ 1.0 mL，隔日 1 次。

四、按语

（1）针灸治疗小儿脑瘫临床疗效确切，年龄小、病程短者效果较好。

（2）宜大力宣传优生优育知识，禁止近亲结婚，婚前进行健康检查，以避免发生遗传性疾病。

（3）孕妇注意养胎、护胎，加强营养，不滥服药物。

（4）注意户外活动，重视功能锻炼，加强智力训练。

（5）婴儿应合理喂养，注意防治各种急、慢性疾病。

（6）按摩萎软肢体，防止肌肉萎缩。

第九章

其他疾病的针药结合治疗

第一节　面　　瘫

　　面瘫是以口角向一侧歪斜、眼睑闭合不全为主要表现的病证，又称为"口眼㖞斜"。本病可发生于任何年龄，春秋季多发。发病急速，以一侧面部发病为多。

　　本病相当于西医学的周围性面神经麻痹，最常见于贝尔麻痹。临床表现为一侧面部表情肌突然瘫痪，患侧额纹消失，眼睑闭合不全，鼻唇沟变浅，口角下垂，鼓腮、吹口哨漏气，食物易滞留于患者齿颊间，可伴患者舌前2/3 味觉丧失，听觉过敏，多泪等。

一、病因病机

　　本病发生常与劳作过度、正气不足，风寒或风热乘虚而入等因素有关。病位在面部，与太阳、阳明经筋相关。基本病机是经气痹阻，经筋功能失调。

二、辨证用药

1. 风寒袭络证
　　证候：突然口眼歪斜，眼睑闭合不全，兼见面部有受寒史，舌淡苔薄白，脉浮紧。
　　治法：祛风散寒，温经通络。
　　方药：麻黄附子细辛汤加减。

2. 风热袭络证

证候：突然口眼歪斜，眼睑闭合不全，继发于感冒发热，或咽部感染史，舌红苔黄腻，脉浮数。

治法：疏风清热，活血通络。

方药：大秦艽汤加减。

3. 风痰阻络证

证候：突然口眼歪斜，眼睑闭合不全，或面部抽搐，颜面麻木作胀，伴头重如蒙、胸闷或呕吐痰涎，舌胖大，苔白腻，脉弦滑。

治法：祛风化痰，通络止痉。

方药：牵正散加减。

4. 气虚血瘀证

证候：口眼歪斜，眼睑闭合不全日久不愈，面肌时有抽搐，舌淡紫，苔薄白，脉细涩。

治法：益气活血，通络止痉。

方药：补阳还五汤加减。

三、针灸治疗

（一）基本治疗

治法：祛风通络，疏调经筋。以局部取穴及手足阳明经取穴为主。

主穴：阳白、颧髎、牵正、颊车、地仓、翳风、合谷。

配穴：风寒袭络证加风池、风门；风热袭络证加曲池、外关；风痰阻络证加足三里、丰隆；气虚血瘀证加足三里、膈俞。眼睑闭合不全加攒竹、至阴；鼻唇沟变浅加迎香；人中沟歪斜加水沟；颏唇沟歪斜加承浆。面瘫急性期加少商、商阳。

操作：急性期面部腧穴手法宜轻，针刺宜浅，取穴宜少，肢体远端腧穴手法宜重；恢复期、后遗症期面部腧穴可采用透刺疗法，加用电针治疗。

（二）其他疗法

1. 火针疗法

（1）取穴：阳白、四白、巨髎、地仓、太阳、下关、颊车。

（2）操作：腧穴常规消毒后，局部涂上一层薄薄的万花油，采用毫火针在酒精灯上烧红后快速点刺腧穴，深度为 0.3 ～ 0.5 寸，留针 30 ～ 60 秒，术毕局部涂上一层薄薄的万花油。

2. 耳尖放血疗法

（1）取穴：耳尖或耳背静脉。

（2）操作：腧穴常规消毒后，用皮试针头点刺耳尖放血，或寻找耳背最明显的静脉，用皮试针头割治放血。适用于急性期。

3. 梅花针疗法

（1）取穴：阳白、颧髎、地仓、颊车。

（2）操作：腧穴常规消毒后，用梅花针叩刺局部，以局部潮红为度。适用于恢复期。

4. 拔罐疗法

（1）取穴：阳白、下关、巨髎、颊车、地仓。

（2）操作：采用闪火法，于每穴区将火罐交替吸附及取下约 1 秒，不断反复，持续 5 分钟左右，以患侧面部穴位处皮肤潮红为度。每周治疗 3 ～ 5 次。

5. 刺络拔罐疗法

（1）取穴：阳白、颧髎、地仓、颊车。

（2）操作：局部消毒后，用三棱针点刺，尔后拔罐。每周 2 次。适用于恢复期。

6. 穴位贴敷疗法

（1）取穴：太阳、阳白、颧髎、地仓、颊车。

（2）操作：将马钱子锉成粉末 1 ～ 2 分，撒于胶布上，然后贴于穴位处，每 5 ～ 7 日换药 1 次；或用蓖麻仁捣烂加麝香少许，取绿豆粒大一团，贴敷穴位上，每隔 3 ～ 5 日更换 1 次；或用白附子研细末，加冰片少许做面饼，贴敷穴位，每日 1 次。

7. 艾灸疗法

（1）取穴：阳白、四白、巨髎、太阳、下关、颊车、地仓等穴。

（2）操作：采用温和灸、回旋灸或雀啄灸等方法，每次施灸 20 分钟，以局部皮肤潮红为度。

8. 穴位注射疗法

（1）取穴：翳风、足三里。

（2）操作：用甲钴胺注射液，每次选 2 个穴位，每穴 1 mL，隔日 1 次或每周 2 次。本法适宜于面瘫恢复期或后遗症期。

9. **穴位埋线疗法**

（1）取穴：地仓、颊车、颧髎、牵正、阳白、太阳、足三里。

（2）操作：病人取卧位，患侧面部常规消毒，戴无菌手套，铺洞巾，用利多卡因局部麻醉，右手用持针器夹持带线皮针，左手食指和拇指紧捏地仓和颊车穴，连同皮下肌肉一起提起，右手拿持针器从地仓穴进针，从颊车穴出针，用持针器夹持针尖拔出针，使线的尾端露出 2 ～ 3 cm，右手持眼科剪紧贴皮肤剪去两侧的线，左手食指和拇指一起快速放松，使线进入皮下，同上方埋线于颧髎及牵正穴；阳白、太阳及足三里采用植线法。术毕用胶布将无菌敷料贴住针口处，以防感染，次日去掉敷料。2 周 1 次，每 3 次为 1 疗程。

四、按语

（1）针灸治疗对单纯周围性面瘫有很好的疗效。对于因肿瘤压迫面神经等导致的继发性面瘫需针对原发病治疗。

（2）由于眼睑闭合不全或不能闭合，瞬目动作及角膜反射消失，角膜长期外露，易导致眼内感染，损害角膜，因此眼睛的保护非常重要，减少用眼，外出时戴墨镜保护，同时滴一些有润滑、消炎、营养作用的眼药水，睡觉时可戴眼罩或盖纱块保护。

（3）注意不能用冷水洗脸，避免直接吹风，注意天气变化，及时添加衣物，防止感冒。

（4）保持良好的精神状态，情绪开朗、心气调和，并忌恼怒。生活要有规律，防止过度疲劳，避免外伤。

（5）饮食调护：饮食宜清淡，多吃水果蔬菜，忌辛辣刺激、膏粱厚味之品，少食煎烤、油炸食物，禁烟酒。

（6）增强体质，提高机体免疫功能。

第二节 面 痛

面痛是以眼、面颊部出现放射性、烧灼样抽掣疼痛为主症的病证，又称"面风痛""面颊痛"。本病多发于 40 岁以上，以女性多见。

本病相当于西医的三叉神经痛。发作时在面部三叉神经区域内有电击样或刀割样剧痛，多为单侧，呈阵发性，历时数秒或 1～2 分钟，1 日可发作数次至数十次，不发作时没有疼痛，或仅有麻胀感，疼痛严重时，可伴有面部肌肉反射性抽搐、流泪、流涎、结膜充血等，说话、进食、饮水、刷牙等可引起发作。

一、病因病机

本病发生与外感邪气、情志不调、外伤等因素有关。病位在面部，与手、足三阳经密切相关。基本病机是气血阻滞，不通则痛。

二、辨证用药

1. 风寒外袭证
证候：多有感受风寒史，畏寒怕冷，多遇寒病情骤发，面颊剧痛难忍，得热痛减，伴有鼻塞流涕。舌淡红，苔薄白，脉浮紧。
治法：疏风散寒，温经止痛。
方药：葛根汤加减。

2. 风热上犯证
证候：常遇风得热引发，面部痛如火灼，遇热加重，得凉稍减，口干喜饮，大便干，小便黄。舌边尖红，苔薄黄，脉浮数。
治法：疏风清热，通络止痛。
方药：升麻葛根汤加减。

3. 胃火上炎证
证候：患者素有蕴热，胃热熏蒸，风火上升而致，症状为面颊部阵发性灼热样剧痛，面红目赤，牙龈肿痛，口臭便秘。舌红苔黄，脉滑数或洪数。
治法：清胃泻火，通络止痛。
方药：清胃散加减。

4. 气滞血瘀证
证候：久病入络或有外伤史者，头面部刺痛或如刀割样，部位固定不移，夜间痛甚。舌边或舌尖多有瘀斑或瘀点，苔薄白，脉沉涩。
治法：行气活血，化瘀止痛。
方药：血府逐瘀汤加减。

三、针灸治疗

（一）基本治疗

治法：疏通经络，活血止痛。以局部穴及手、足阳明经腧穴为主。

主穴：四白、下关、地仓、大迎、合谷、太冲。

配穴：风寒外袭证加风池、外关；风热上犯证加风池、曲池；胃火上炎证加内庭；气滞血瘀证加膈俞、内关；三叉神经眼支疼痛加阳白、攒竹；上颌支疼痛加巨髎、颧髎；下颌支疼痛加颊车、夹承浆。

操作：采用毫针泻法。急性疼痛发作时宜先取远端穴，强刺激，可加用电针，面部腧穴行浅刺、轻刺激。疼痛缓解期面部腧穴可采用透刺法。留针20～30分钟。

（二）其他疗法

1. 火针疗法

（1）取穴：下关、扳机点、第2颈椎至第5颈椎夹脊穴。

（2）操作：下关、扳机点以细火针烧红针尖和针身后快速频频浅刺3～5次，点刺深约0.05寸；第2颈椎至第5颈椎夹脊穴以中粗火针，速刺法，深刺不留针，深度0.3～0.5寸，尤其是首次治疗，深刺有利于止痛。

2. 皮内针疗法

在面部寻找扳机点，将揿针刺入，外以胶布固定。2～3天更换1次。

3. 刺络拔罐疗法

（1）取穴：颊车、地仓、颧髎。

（2）操作：局部消毒后，用三棱针点刺，然后行闪罐法。隔日1次。

4. 耳穴疗法

（1）取穴：面颊、额、颌、神门。

（2）操作：消毒穴位后，以毫针对准穴位快速刺入，深度1分左右，约至软骨组织，以不刺透对侧皮肤为度，捻转数秒钟后，留针20～30分钟，每日或隔日治疗1次。或用王不留行籽进行耳穴贴压，手法由轻到重，按至有热胀感和疼痛（以患者能耐受为度），每日按压4次以上，每次2分钟左右。两耳交替进行，每3天换1次压丸。

5. **隔姜灸疗法**

（1）取穴：阿是穴（扳机点）。

（2）操作：在面部寻找扳机点，切取厚约0.2 cm，直径2～3 cm的生姜片，在中心用针刺数孔，上置艾炷放置在腧穴上施灸。当艾炷燃尽，易炷再灸，每次灸3壮，以局部皮肤红润而不起泡为度。每周2～3次。

6. **穴位注射疗法**

（1）取穴：颈第2颈椎至第5颈椎夹脊穴。

（2）操作：采用甲钴胺注射液或灯盏细辛注射液，每次选取2穴，每穴注入药液1 mL，隔日1次，以上穴位交替执行。

四、按语

（1）针灸治疗本病有一定的止痛效果，特别是对于原发性三叉神经痛疗效显著，对继发性三叉神经痛应查明病因，针对病因治疗。

（2）发作期，局部疼痛明显者，可用火针点刺止痛。

（3）患者应保证充足睡眠，起居有常，不要睡卧当风，防止外邪侵袭，适当进行体育锻炼。

（4）饭后漱口、说话、刷牙、洗脸动作尽量轻柔，以免诱发扳机点引起疼痛。

（5）保持良好的精神状态，情绪开朗、心气调和，并忌恼怒、避免情绪波动。

（6）饮食调护：饮食宜清淡，多吃水果蔬菜，忌辛辣刺激、膏粱厚味之品，少食煎烤、油炸食物，禁烟酒。

（7）增强体质，提高机体免疫功能。

第三节　鼻　鼽

鼻鼽是以鼻痒、喷嚏、鼻塞、流清涕为主要表现的病证。病程较长，反复发作，部分患者有过敏史及家族史。

本病属现代医学变态反应性鼻炎范畴。变态反应性鼻炎分常年性与季节性两类。两者临床表现与发病机理基本相似，主要为吸入了致敏原而引起速发型变态反应。常年性过敏性鼻炎的致敏物多为屋内尘土、螨、霉菌、动物脱屑、禽毛等。季节性变态反应性鼻炎的致敏原多为花粉、蒿类植物，故又称花粉病。本病无论年龄大小均可发病，除鼻和鼻窦受累外，部分病例还可引起哮喘。

一、病因病机

本病主要由于肺气虚，卫气不固，腠理疏松，风寒乘虚而入，犯及鼻窍，邪正相搏，肺气不得通调，津液停聚，鼻窍壅塞，遂致喷嚏流清涕。肺气的充实有赖于脾气的输布，而气之根在肾，故本病的表现在肺，但病理变化与脾肾亦有一定关系。基本病机是邪壅鼻窍。

二、辨证用药

1. 肺气虚寒证

证候：喷嚏，鼻塞，流清涕；平素畏风怕冷，自汗，咳嗽痰稀，气短，面色苍白，鼻黏膜肿胀淡白，鼻腔分泌物清稀。舌质淡，苔薄白，脉虚弱。

治法：温肺散寒，益气固表。

方药：小青龙汤加减。

2. 脾气虚弱证

证候：鼻痒，喷嚏，鼻塞，流清涕；伴有食少纳呆，腹胀便溏，四肢困倦，鼻黏膜色淡，肿胀明显。舌淡，舌体胖，边有齿印，脉细弱。

治法：益气健脾，升阳通窍。

方药：补中益气汤合苍耳子散加减。

3. 肾阳不足证

证候：鼻痒，喷嚏频频，清涕如水样；伴有形寒肢冷，夜尿清长，神疲乏力，腰膝酸软，鼻黏膜水肿苍白，鼻腔分泌物清稀。舌淡，苔白，脉沉迟。

治法：温补肾阳，通利鼻窍。

方药：金匮肾气丸加减。

4. 肺经伏热证

证候：鼻痒，喷嚏，流清涕，鼻塞；伴有咽痒，咳嗽，口干烦热，鼻黏膜充血肿胀。舌红，苔白或黄，脉数。

治法：清热宣肺，通利鼻窍。

方药：辛夷清肺饮加减。

三、针灸治疗

（一）基本治疗

治法：补脾益肺，通利鼻窍。以局部取穴及手太阴肺经、手阳明大肠经穴为主。

主穴：通天、印堂、迎香、列缺、合谷。

配穴：肺气虚寒证加风门、肺俞；脾气虚弱证加脾俞、足三里；肾阳不足证加肾俞、命门；肺经伏热证加尺泽、少商。

操作：常规针刺。

（二）其他疗法

1. **火针疗法**

（1）取穴：迎香、印堂、鼻通穴。

（2）操作：局部常规消毒后，在穴位上涂一层薄薄的万花油，左手持酒精灯，右手持细火针，针体在酒精灯的外焰上加热，烧至红白后，迅速准确的点刺相应穴位 0.2～0.3 cm，针刺后再涂一层万花油，隔日 1 次。

2. **耳穴疗法**

（1）取穴：内鼻、外鼻、肾上腺、额、肺、脾、肾。

（2）操作：每次取 3～5 穴，消毒穴位后，以王不留行籽进行耳穴贴压，手法由轻到重，按至有热胀感和疼痛（以患者能耐受为度），每日按压4 次以上，每次 2 分钟左右。两耳交替进行，每 3 天换 1 次压丸。

3. **穴位贴敷疗法**

（1）取穴：大椎、肺俞、膏肓、肾俞、膻中等穴。

（2）操作：用白芥子30 g、延胡索15 g、甘遂15 g、细辛15 g、丁香5g，予蜂蜜为辅料调制，每次选 4～6 穴贴敷，保留 4～6 小时，隔日 1 次。

4. **穴位埋线疗法**

（1）取穴：风门、肺俞、膏肓、脾俞、肾俞、足三里。

（2）操作：每次选 4～6 穴，埋入 3-0 号医用羊肠线。每月 1～2 次。

四、按语

（1）针灸治疗本病有较好的效果，尤其对改善鼻道通气功能较为迅速。

（2）患者在急性期应适当休息，食易消化高营养之品，多饮热水，保持大便通畅。忌辛辣燥热之物，戒除烟酒，加强体育锻炼，增强抵抗力。

（3）应积极查找过敏原，避免接触。

第四节 耳鸣、耳聋

耳鸣是以耳内鸣响，如蝉如潮，妨碍听觉为主症，有时患者自觉鸣声来自头颅内部，可称为"颅鸣"或"脑鸣"。耳聋是以听力不同程度减退或丧失为主症，程度较轻者也称"重听"，重者则称为"耳聋"。耳鸣与耳聋常同时或先后出现。《杂病源流犀烛·卷二十三》载："耳鸣者，耳聋之渐也，惟气闭而聋者则不鸣，其余诸般耳聋，未有不先鸣者。"

本病类似于西医的突发性耳聋、感音神经性耳聋、主观性耳鸣等。主要指由外耳、中耳、耳蜗、蜗后及中枢听觉径路病变，甚至全身性疾病或精神因素均可引起耳鸣耳聋。

一、病因病机

本病多由暴怒、惊恐、肝胆风火上炎，以致少阳经气闭阻或因外感风寒、壅遏清窍，或因肾虚气弱、精气不能上达于耳而成。本病病位在耳，与肝、胆、肾关系密切。实证多因外感风邪或肝胆郁火循经上扰清窍；虚证多因肾精亏虚，耳窍失养。基本病机是邪扰耳窍或耳窍失养。

二、辨证用药

1. 风热侵袭证

证候：耳鸣、耳聋初起，病程较短，可伴有耳内堵塞感，或伴有鼻塞、流涕、头痛、咳嗽等症。舌质稍红，苔薄白或薄黄，脉浮数。

治法：疏风清热，散邪通窍。

方药：桑菊饮加减。

2. 肝火上扰证

证候：耳鸣、耳聋的起病或加重与情志抑郁或恼怒有关，面红目赤，口苦，咽干，头痛或眩晕，胸胁胀痛，夜寐不宁，尿黄，便秘。舌红苔黄，脉弦数有力。

治法：清肝泻火，通郁开窍。

方药：龙胆泻肝汤加减。

3. 痰火郁结证

证候：耳鸣、耳聋，耳中胀闷，头重如裹，胸脘满闷，咳嗽痰多，口苦或淡而无味，大便不爽。舌质红，苔黄腻，脉滑数。

治法：清热化痰，散结通窍。

方药：清气化痰丸加减。

4. 脾胃虚弱证

证候：耳鸣、耳聋的起病与加重与劳累有关，或在下蹲站起时加重，倦怠乏力，少气懒言，面色无华，纳呆、腹胀，便溏。舌淡红，苔薄白，脉细弱。

治法：健脾益气，升阳通窍。

方药：益气聪明汤加减。

5. 肾精亏虚证

证候：耳鸣、耳聋时间已久，头晕眼花，发脱或齿摇，腰膝酸软，夜尿频多，性功能减退。舌质淡或嫩红，脉虚弱或细数。

治法：补肾填精，滋养耳窍。

方药：耳聋左慈丸加减。

三、针灸治疗

（一）基本治疗

1. 实证

治法：疏风泻火，通络开窍。以局部取穴及手足少阳经腧穴为主。

主穴：听宫、听会、翳风、中渚、侠溪。

配穴：风热侵袭证加风池、外关；肝火上扰证加太冲、行间；痰火郁结证加丰隆、内庭。

操作：听宫、听会、翳风的针感宜向耳内或耳周传导为佳，余穴常规针刺，泻法。

2. **虚证**

治法：补肾填精，滋养耳窍。以局部取穴及足少阴肾经腧穴为主。

主穴：听宫、听会、翳风、三阴交、太溪。

操作：听宫、听会、翳风的针感宜向耳内或耳周传导为佳，三阴交、太溪针刺补法。

（二）其他疗法

1. **火针疗法**

（1）取穴：关冲、足窍阴。

（2）操作：局部常规消毒后，采用细火针快速浅刺关冲、足窍阴，深约 0.05 寸。

2. **耳穴疗法**

（1）取穴：肾、肝、脾、胆、三焦、内耳、外耳、颞、皮质下。

（2）操作：每次取 3～5 穴，消毒穴位后，以王不留行籽进行耳穴贴压，手法由轻到重，按至有热胀感和疼痛（以患者能耐受为度），每日按压 4 次以上，每次 2 分钟左右。两耳交替进行，每 3 天换 1 次压丸。

3. **头针疗法**

（1）取穴：双侧颞后线。

（2）操作：毫针快速刺入头皮一定深度，快速捻转约 1 分钟，留针 30 分钟，隔日 1 次。

4. **穴位注射疗法**

（1）取穴：翳风、完骨、肾俞、阳陵泉等穴。

（2）操作：用丹参注射液或维生素 B_{12} 注射液，每穴 0.5～1.0 mL，每次取 2 穴。

四、按语

（1）针灸治疗耳鸣、耳聋有一定疗效，针灸介入越早，疗效越好，病程越长，疗效越差。对鼓膜损伤致听力完全丧失者疗效不佳。

（2）生活规律和精神调护对耳鸣、耳聋患者的健康有重要意义；应忌食辛辣，避免劳倦，节制房事，怡情养性，保持心情舒畅，保持外耳道清洁；晚上睡前用热水洗脚，有引火归元作用，有助于减轻耳鸣症状。平时忌烟酒，少喝浓茶、咖啡等；避免长时间处于高分贝噪音之中。

（3）避免使用耳毒性药物，若病情需要必须使用，应严密监测听力变化；避免噪声刺激。

第五节　慢　喉　痹

慢喉痹系指以咽部异物感、咽干、咽痒、灼热、微痛为主症的病证。空咽时或多说话症状明显，为减轻症状或欲吐出"黏痰"常以用力"吭""咯"清嗓动作，亦有反复吞咽或频频饮水试图消除不适。

本病相当于西医的慢性单纯性咽炎、慢性肥厚性咽炎、慢性萎缩性咽炎、干燥性咽炎。

一、病因病机

本病多因内伤所致。如五劳过极，起居失调，房劳过度，饮食不节等均可耗伤阴血，克伐元气，致肺肾亏损，津液不足，虚火上扰，循经上蒸，熏蒸咽喉而为病。另若长期受化学气体、粉尘等刺激，也可致本病。本病病位在咽喉，基本病机是虚火上灼咽喉。

二、辨证用药

1. 肺肾阴虚证
证候：咽部干燥，灼热疼痛，午后较重，或咽部梗阻不利，干咳痰少而黏；咽部黏膜暗红，或干燥少津，手足心热。舌红少津，脉细数。

治法：滋阴养液，降火利咽。

方药：养阴清肺汤（肺阴虚为主）或六味地黄丸加减（肾阴虚为主）

2. 脾气虚弱证
证候：咽喉梗梗不利或痰黏着感，咽燥微痛；咽部黏膜淡红，咽后壁淋巴滤泡增生，呃逆反酸，少气懒言，胃纳欠佳，或腹胀，大便不调。舌淡红，边有齿印，苔薄白，脉细弱。

治法：益气健脾，升清利咽。

方药：补中益气汤加减。

3. 脾肾阳虚证

证候：咽部异物感，梗梗不利；咽部黏膜淡红；痰涎稀白，面色苍白，形寒肢冷，腹胀纳呆，舌淡胖，苔白，脉沉细弱。

治法：补益脾肾，温阳利咽。

方药：附子理中汤加减。

4. 痰瘀互结证

证候：咽部异物感，痰黏着感，或咽微痛，咽干不欲饮；咽部黏膜暗红，咽后壁淋巴滤泡增生或融合成片，咽侧索肥厚，易恶心呕吐，胸闷不适。舌暗红，或有瘀斑，苔白或微黄，脉弦滑。

治法：化痰祛瘀，散结利咽。

方药：贝母瓜蒌散加减。

三、针灸治疗

（一）基本治疗

治法：养阴利咽。以手太阴肺经、足少阴肾经腧穴为主。

主穴：天突、廉泉、列缺、鱼际、太溪、照海。

配穴：肺肾阴虚证加膏肓、三阴交；脾气虚弱证加脾俞、足三里；脾肾阳虚证加脾俞、肾俞；痰瘀互结证加血海、丰隆。

操作：常规针刺治疗，列缺、照海行针时可配合吞咽动作。

（二）其他疗法

1. 火针疗法

（1）取穴：阿是穴（咽后壁）、天突、廉泉、列缺、照海。

（2）操作：持细长火针在酒精灯上烧至白亮后，快速点刺咽后壁。如咽后壁有增生滤泡，则将其点净。选择中粗火针，在酒精灯上烧至白亮后，天突、廉泉、列缺、照海穴用速刺法，刺入深 0.1～0.2 寸，不留针，针刺时嘱患者配合做吞咽动作。

2. 耳穴疗法

（1）取穴：咽喉、肺、颈、气管、肾、肾上腺、神门、轮1～轮6。

（2）操作：每次取 3～5 穴，消毒穴位后，以王不留行籽进行耳穴贴压，手法由轻到重，按至有热胀感和疼痛（以患者能耐受为度），每日按压4次以上，每次2分钟左右。两耳交替进行，每3天换1次压丸。

四、按语

（1）慢性咽炎属疑难顽症，易反复发作，针灸治疗有较大优势，无副反应，可长期应用，具有简便廉验等优点。

（2）在坚持治疗的同时，预防感冒，忌吸烟、饮酒，忌食辛辣刺激性食物，多可提高疗效。

（3）诊断需仔细询问病史和全面相关检查，以排除咽异物感为主要症状的重要疾病，如咽喉及食管上端癌肿早期，返流性食管炎等疾病。

第六节　黄　褐　斑

黄褐斑是指面部出现淡褐色至深褐色、界限清楚的斑片为主症的病证。面部皮损为黑斑，平于皮肤，色如尘垢，淡褐或淡黑，无疼痛，常发生在额、眉、颊、鼻背、唇等颜面部，多见于女性，主要发生在青春期后。慢性起病，常对称分布，无炎症表现及鳞屑，无明显自觉症状。病情有季节性，常夏重冬轻。

本病属中医"黧黑斑"范畴。

一、病因病机

本病发生与情志内伤，饮食劳倦，房劳过度等因素有关。病位在肌肤，与肝、脾、肾密切相关。基本病机是气机不畅，气血瘀滞，颜面失养。

二、辨证用药

1. 肝郁血瘀证

证候：面部青褐色斑片，或浅或深，边界清楚，对称分布于两颧周围，胁胀胸痞，性情急躁，易怒；女子月经先后不定期，或经前斑色加深，乳房作胀或疼痛。舌质红或有紫斑，脉弦。

治法：疏肝化瘀。

方药：逍遥散加减。

2. 脾虚湿蕴证

证候：面部黄褐色斑片如尘土，或灰褐色，边界不清，分布于鼻翼，前额及口周，神疲纳少，脘腹胀闷；或月经量少，带下清稀。舌质淡微胖，苔薄微腻，脉濡细。

治法：健脾化湿。

方药：参苓白术散加减。

3. 肾阴不足证

证候：面部斑片呈黑褐色，以鼻为中心，对称分布于颜面，状如蝴蝶，腰膝酸软无力，失眠多梦，五心烦热，月经不调。舌红、苔干或少苔，脉沉细。

治法：滋补肾阴。

方药：六味地黄丸加减。

三、针灸治疗

（一）基本治疗

治法：调和气血，化瘀消斑。以局部取穴和手足阳明经腧穴为主。

主穴：阿是穴、颧髎、面点、合谷、三阴交。

配穴：肝郁血瘀证加血海、太冲；脾虚湿蕴证加足三里、阴陵泉；肾阴不足证加肾俞、太溪。

操作：阿是穴采用围刺法，余穴采用常规针刺法。

（二）其他疗法

1. 火针疗法

（1）取穴：阿是穴。

（2）操作：选用细火针，速刺法，点刺不留针，先在边缘点刺，然后在中间密刺，注意面部点刺需浅，深0.01～0.03寸，不可过深。黄褐斑较多者可先选择色斑较大的进行火针治疗。一周2～3次。

2. 耳穴疗法

（1）取穴：肾、肝、脾、内分泌、肺、面颊。

（2）操作：消毒穴位后，以王不留行籽进行耳穴贴压，手法由轻到重，按至有热胀感和疼痛（以患者能耐受为度），每日按压4次以上，每次2分钟左右。两耳交替进行，每3天换1次压丸。

3. 穴位注射疗法

（1）取穴：肺俞、膈俞、肝俞、脾俞、肾俞、足三里等。

（2）操作：每次取两穴，选用当归注射液或丹参注射液，每穴注入药液2 mL，上穴交替执行，隔日1次，10次为1个疗程。

4. 刺络拔罐疗法

（1）取穴：以大椎穴为顶点，两肺俞为三角形另外两点，将形成的等腰三角形作为刺络拔罐区。

（2）操作：局部消毒后，采用梅花针在三角区内叩刺，重刺激，叩刺完毕，在叩刺部位加拔火罐。隔日1次。

四、按语

（1）针灸治疗黄褐斑有一定疗效，但疗程较长。在治疗期间，应尽量避免日光照射。

（2）黄褐斑的发生受多种因素影响，需积极治疗原发病。因服用某些药物或使用化妆品导致者，需停用药物和化妆品。

（3）注意饮食营养，以水果、蔬菜等清淡食物为主，少食油腻、辛辣等刺激性食物。

（4）保持心情舒畅，避免过分忧虑，避免过劳，要有足够的睡眠，并配合适当的体育锻炼。

第七节　粉　　刺

粉刺是一种毛囊、皮脂腺的慢性炎症性皮肤病。因典型皮损能挤出白色半透明状粉汁，故称之粉刺。《医宗金鉴·外科心法要诀》指出："肺风粉刺，此证由肺经血热而成，每发于面鼻，起碎疙瘩，形如黍屑，色赤肿痛，破出白粉汁，日久皆成白屑，形如黍米白屑，宜内服枇杷清肺饮，外敷颠倒散。"本病以皮肤散在性粉刺、丘疹、脓疱、结节及囊肿，伴皮脂溢出为临床特征，好发于颜面、胸、背部，多见于青春期男女。

本病相当于现代医学的痤疮。

一、病因病机

素体阳热偏盛，加之青春期生机旺盛，营血日渐偏热，血热外壅，气血郁滞，蕴阻肌肤，而发本病；或因过食辛辣肥甘之品，肺胃积热，循经上熏，血随热行，上壅于胸面。若病情日久不愈，气血郁滞，经脉失畅；或肺胃积热，久蕴不解，化湿生痰，痰瘀互结，致使粟疹日渐扩大，或局部出现结节，累累相连。

本病病位在肌肤，与肺、脾、胃密切相关。病机为肺胃积热，气血壅滞，痰湿内蕴，蕴阻肌肤。

二、辨证用药

1. 肺经风热证
证候：丘疹色红，或有痒痛。舌红，苔薄黄，脉浮数。
治法：清肺散风。
方药：枇杷清肺饮加减。

2. 湿热蕴结证
证候：皮损红肿疼痛，或有脓疱；伴口臭，便秘，尿黄。舌红，苔黄腻，脉滑数。
治法：清热化湿。
方药：枇杷清肺饮合黄连解毒汤加减。

3. 痰湿凝结证
证候：皮损结成囊肿，或伴有纳呆，便溏。舌淡胖，苔薄，脉滑。
治法：化痰健脾渗湿。
方药：海藻玉壶汤合参苓白术散加减。

三、针灸治疗

（一）基本治疗

治法：疏风清热，化痰祛湿。以局部取穴及督脉、手阳明经腧穴为主。

主穴：阿是穴、面点、印堂、大椎、肺俞、合谷。

配穴：肺经风热证加尺泽、少商；湿热蕴结证加曲池、阴陵泉；痰湿凝结证加丰隆、阴陵泉。

操作：大椎、少商点刺出血，余穴采用毫针泻法，针刺得气后，接电针仪，采用疏密波，通电 30 分钟。

（二）其他疗法

1. 火针疗法

（1）取穴：阿是穴。

（2）操作：首先触摸痤疮局部，以知病灶深浅，火针针刺深度宜控制在 0.03 ～ 0.05 寸。未成脓者，选用细火针频频浅刺；脓已成，以中粗火针速刺脓头，有落空感即出针，并在入针后稍稍转动针体，拔出脓液及瘀血，可用棉签挤压脓头周边，使脓血排尽，以见到鲜血为度，若脓头较多，可选择较大的 3 ～ 5 个先治疗，余下分批治疗；脓已溃破，选中粗火针或细火针速刺阿是穴，深达病灶基底部。

2. 刺络拔罐法

（1）取穴：

第一组：大椎、肺俞；

第二组：膈俞、肝俞。

（2）操作：每次取一组穴位，用三棱针点刺加拔罐，令出血 5 ～ 8 mL，隔日 1 次，治疗 2 次后两组交替，4 次为 1 疗程。

3. 耳穴疗法

（1）取穴：肺、大肠、脾、内分泌、交感、面颊、额。

（2）操作：每次取 3 ～ 5 穴，消毒穴位后，以王不留行籽进行耳穴贴压，手法由轻到重，按至有热胀感和疼痛（以患者能耐受为度），每日按压 4 次以上，每次 2 分钟左右。两耳交替进行，每 3 天换 1 次压丸。

4. 挑治疗法

（1）取穴：身柱、背部丘疹样阳性反应点。

（2）操作：局部常规消毒后，采用三棱针挑断皮下部分纤维组织，使之出血或流出黏液。每周 1 次。

5. 自血疗法

（1）取穴：肺俞、曲池、血海。

（2）操作：抽取患者自身静脉血 4 mL，每穴 2 mL 注射双肺俞，与双曲池、双血海交替，每周 2 次，1 个月为 1 个疗程。

6. 穴位埋线疗法

（1）取穴：曲池、大椎、足三里、三阴交，肺经风热证加肺俞，湿热蕴结证加脾俞、阴陵泉，痰湿凝结证加血海、丰隆。

（2）操作：穴位常规消毒后，埋入 3 - 0 号医用羊肠线，每 2 周 1 次，1 个月为 1 个疗程。

四、按语

（1）针灸治疗本病疗效显著。因本病多发生于面颊部，采用火针疗法时需严格掌握进针深度，避免留疤。

（2）治疗期间应保证充足的睡眠，适量运动，保持大便通畅，忌食生冷煎炸肥甘厚腻之品，多食新鲜蔬菜、水果及富含维生素的食物。

（3）减少化妆品的使用，特别是油性或含有粉质的化妆品，慎用防晒霜、遮瑕霜及粉底等。

（4）经常用硫黄肥皂温水洗涤颜面。忌用手挤压皮疹，防止感染。

第八节　肥　胖　症

肥胖症是指由于能量摄入超过消耗，人体脂肪积聚过多，体重超过标准体重的 20% 以上的疾病。根据伴发症状的不同，分为单纯性肥胖和继发性肥胖两类，前者不伴有明显神经或内分泌系统功能变化；后者常继发于神经、内分泌和代谢疾病，或与遗传、药物有关。肥胖病人容易并发糖尿病、高血压、动脉粥样硬化、冠心病和各种感染性疾病。

一、病因病机

本病发生常因年老体衰、暴饮暴食、过食肥甘、安逸少动、久病体虚、情志不畅、先天禀赋等因素，导致脏腑功能失调，水湿、痰浊、膏脂等壅盛于体内而发生肥胖。与胃、肠、脾、肾关系密切。基本病机是痰热积聚于胃肠，或脾虚不能运化痰浊，而致痰湿浊脂滞留，《丹溪心法》指出"肥人多痰湿"。

二、辨证要点

气虚者表现为神疲乏力，少气懒言，倦怠气短，动则喘促，舌胖边有齿痕等；阳虚多表现为神疲乏力，腹胀便溏，畏寒肢冷，下肢浮肿，舌淡胖等；痰湿明显，表现为形体肥胖，腹大胀满，四肢沉重，头重胸闷，时吐痰涎；水湿偏重，多有腹泻便溏，暮后肢肿，舌苔薄白或白腻；瘀血内停、气虚血瘀，常见面色紫暗，舌暗或有瘀点瘀斑，舌下脉络迂曲，舌淡紫胖者；舌暗红、苔黄腻，属痰热瘀血互结。

三、辨证用药

1. 胃热滞脾证

证候：形体肥胖，脘腹胀满，多食，消谷善饥，面色红润，心烦头昏，口干口苦，胃脘灼痛、嘈杂，得食则缓。舌红，苔黄腻，脉弦滑。

治法：清胃泻火，佐以消导。

方药：小承气汤合保和丸加减。

2. 痰湿内盛证

证候：形盛体胖，身体重着，肢体困倦，胸膈痞满，痰涎壅盛，兼有头晕目眩，口干而不欲饮，嗜食肥甘醇酒，神疲嗜卧。舌淡，苔白腻或白滑，脉滑。

治法：燥湿化痰，理气消痞。

方药：导痰汤加减。

3. 脾虚不运证

证候：肥胖臃肿，神疲乏力，身体困重，胸闷脘胀，兼见四肢轻度浮肿，晨轻暮重，劳累后明显，饮食如常或偏少，既往有暴饮暴食史，小便不利，便溏或便秘。舌淡胖，边有齿印，苔薄白或白腻，脉濡细。

治法：健脾益气，利水渗湿。

方药：参苓白术散合防己黄芪汤加减。

4. 脾肾阳虚证

证候：形体肥胖，颜面虚浮，神疲嗜卧，气短乏力，腹胀便溏，兼自汗气短，动则更甚，畏寒肢冷，下肢浮肿，尿昼少夜频。舌淡胖苔薄白，脉沉细。

治法：温补脾肾，利水化饮。
方药：真武汤合苓桂术甘汤加减。

四、针灸治疗

（一）基本治疗

治法：健脾祛湿，化痰消脂。以手足阳明经、足太阴经腧穴为主。
主穴：中脘、天枢、曲池、支沟、阴陵泉、丰隆。
配穴：胃热滞脾证加上巨虚、内庭；痰湿内盛证加大横、水道；脾虚不运证加脾俞、足三里；脾肾阳虚证加脾俞、肾俞。
操作：常规针刺，针刺得气后，加用电针，疏密波，通电30分钟。

（二）其他疗法

1. **穴位埋线疗法**
（1）取穴：中脘、天枢、大横、气海、水道、带脉、阴陵泉、丰隆、脾俞、三焦俞、大肠俞。
（2）操作：每次取6～8个腧穴，常规消毒后，采用3-0号无菌外科缝线，植入腧穴，2～4周1次，以上穴位交替执行。

2. **耳穴疗法**
（1）取穴：脾、胃、大肠、三焦、口、内分泌、皮质下、外鼻。
（2）操作：每次选4～6穴，消毒穴位后，以王不留行籽进行耳穴贴压，手法由轻到重，按至有热胀感和疼痛（以患者能耐受为度），每日按压4次以上，每次2分钟左右。两耳交替进行，每3天换1次压丸。

五、按语

（1）针灸对于单纯性肥胖疗效较好。
（2）养成良好的饮食习惯，宜忌肥甘醇酒厚味，多食蔬菜、水果等富含纤维、维生素的食物，适当补充蛋白质，宜低糖、低盐、低脂饮食；忌多食、暴饮暴食，忌食零食。
（3）适当进行体育锻炼或体力劳动。
（4）减肥必须循序渐进，使体重逐渐减轻，接近正常体重，不宜骤减，以免损伤正气，降低体力。

参考文献

[1] 王华，杜元灏. 针灸学 [M]. 北京：中国中医药出版社，2012.

[2] 梁繁荣，王华. 针灸学 [M]. 北京：中国中医药出版社，2016.

[3] 石学敏. 针灸学 [M]. 北京：中国中医药出版社，2007.

[4] 孙国杰. 针灸学 [M]. 北京：人民卫生出版社，2011.

[5] 符文彬. 许能贵. 特色疗法 [M]. 北京：中国中医药出版社，2011.

[6] 陆寿康. 刺法灸法学 [M]. 北京：中国中医药出版社，2004.

[7] 林国华，李丽霞. 火针疗法 [M]. 北京：中国医药科技出版社，2012.

[8] 梁庆临，黎文献. 针挑疗法 [M]. 广州：广东科技出版社，2010.

[9] 门纯德. 中医临证要录 [M]. 北京：人民卫生出版社，2010.

[10] 柳西河. 重订医学衷中参西录 [M]. 北京：人民卫生出版社，2016.

[11] 李培生. 伤寒论讲义 [M]. 上海：人民卫生出版社，2002.

[12] 李东垣. 兰室秘藏 [M]. 北京：人民卫生出版社，2005.

[13] 许宏. 金镜内台方议 [M]. 南京：江苏科学技术出版社，1985.

[14] 李克光. 金匮要略 [M]. 上海：上海科技出版社，2002.

[15] 叶天士. 医效秘传 [M]. 上海：上海科学技术出版社，1963.

[16] 王维德. 外科证治全生集 [M]. 北京：人民卫生出版社，2006.

[17] 王清任. 医林改错 [M]. 北京：人民卫生出版社，2005.

[18] 李东垣. 内外伤辨惑论 [M]. 北京：人民卫生出版社，2007.

[19] 李宗梓. 医宗金鉴 [M]. 北京：人民卫生出版社，2006.

[20] 程国彭. 医学新悟 [M]. 北京：人民卫生出版社，2006.

[21] 刘景源. 太平惠民和剂局方 [M]. 北京：人民卫生出版社，2007.

[22] 张介宾. 景岳全书 [M]. 北京：人民卫生出版社，2007.

[23] 张秉成. 成方便读 [M]. 北京：学苑出版社，2007.

[24] 刘完素. 素问宣明论方 [M]. 北京：人民卫生出版社，2006.

[25] 蔺道人. 正体类要 [M]. 北京：人民卫生出版社，2006.

［26］沙图穆苏．瑞竹堂经验方［M］．北京：中国医药科技出版社，2006．

［27］许济群．方剂学［M］．上海：上海科技出版社，2006．

［28］石学敏．针灸治疗学［M］．北京：人民卫生出版社，2011．

［29］王永炎，鲁兆麟．中医内科学［M］．北京：人民卫生出版社，2011．

［30］陈红风．中医外科学［M］．北京：中国中医药出版社，2016．

［31］王寅．田从豁针灸治疗皮肤病效验集［M］．北京：中国中医药出版社，2014．

［32］罗松平．中医妇科学［M］．北京：高等教育出版社，2008．

［33］汪受传．中医儿科学［M］．上海：上海科学技术出版社，2010．

［34］王和鸣．中医骨伤科学［M］．北京：中国中医药出版社，2007．

［35］刘蓬．中医耳鼻喉科学［M］．北京：中国中医药出版社，2016．